资深专家 图解百病

乙型肝炎

YI XING GAN YAN

齐国海 ◎ 主编

中国医药科技出版社

内 容 提 要

《资深专家 图解百病》丛书是由专科医生把关而权威可靠、科普作家润色而趣味横生、专业绘画插图而易看易懂、网络平台互动而增值实惠的一套医学科普图书。

乙型肝炎是一种常见疾病，具有流行病的特点。本书从乙型肝炎的认识、误区、病因、临床表现、诊断、鉴别诊断、各种治疗方法以及预防康复手段等方面对其进行了全面的叙述，要言不烦，通俗易懂。在众多的同类书中，有着可读性强、操作容易和紧跟诊治进展的特点，为一本难得的好书。

图书在版编目（CIP）数据

乙型肝炎 / 齐国海主编 . —北京：中国医药科技出版社，2014.3
（资深专家图解百病）
ISBN 978-7-5067-6553-4

Ⅰ.①乙… Ⅱ.①齐… Ⅲ.①乙型肝炎—防治—图解 Ⅳ.① R512.6-64

中国版本图书馆 CIP 数据核字（2013）第 316942 号

美术编辑 陈君杞
版式设计 腾莺图文

出版　中国医药科技出版社
地址　北京市海淀区文慧园北路甲 22 号
邮编　100082
电话　发行：010–62227427　　邮购：010–62236938
网址　www.cmstp.com
规格　850×1168mm $^{1}/_{32}$
印张　$5^{3}/_{8}$
字数　122 千字
版次　2014 年 3 月第 1 版
印次　2015 年 8 月第 2 次印刷
印刷　三河市汇鑫印务有限公司
经销　全国各地新华书店
书号　ISBN978–7–5067–6553–4
定价　15.00 元

《资深专家 图解百病》丛书

人的一生追求的东西太多，事业、权力、地位、金钱、爱情……，但这一切如果没有健康作载体，都成了"浮云"。地位是暂时的，荣誉是过去的，金钱是身外的，唯有健康是自己的！健康是唯一不能被剥夺的财富！没有健康就没有一切！

那么，什么是健康呢？世界卫生组织提出：健康是身体、心理与社会的完美状态，而不仅仅是没有疾病或不虚弱。影响健康、导致疾病的主要危险因素包括以下几个方面：环境（占 17%）、遗传（人类的生物因素，占 15%）、保健服务（医疗条件，占8%）、行为和生活方式（占 60%）。其中，行为和生活方式引起的慢性病占有一半以上的比例。所谓慢性病，是慢性非传染性疾病的简称，是指以生活方式、环境危险因素为主引起的心脑血管疾病、肿瘤、糖尿病、慢性呼吸道疾病等为代表的一组疾病。慢性病的特点有：发病隐匿，潜伏期长；找不到病原体，只有危险因素；多因素致病，一果多因；一体多病，一因多果；相互关联，共同依存；增长幅度加快，发病年龄呈年轻化（井喷状态）。令人担忧的严峻现实是：

- 吸烟率居高不下
- 80% 以上的人食盐、食油摄入超过推荐标准
- 50% 的人蔬菜、水果摄入不足，体育锻炼比例较低
- 超重者超过 3 亿，肥胖者超过 1 亿
- 高血压病患者超过 2 亿
- 糖尿病患者超过 9000 万
- 高脂血症患者超过 3000 万

面对如此触目惊心的数字，该如何预防慢性病？维护健康靠什么？

靠钱吗？答案是否定的。钱买不来健康，目前国内养生保健市场很大，受健康信息供不应求和法律保障体系不健全的影响，一些伪专家和某些媒体不断推出不科学的养生观：鸡血疗法、卤碱疗法、绿豆疗法、泥鳅疗法……还推出不少所谓的保健品。有些人不惜花重金跟着广告追健康，结果越追越不健康，他们被伪科学忽悠了。

靠医院和医生吗？答案也是否定的。医生、新设备也无法保证你健康。举例来说：以前没有冠状动脉支架，现在市场销售额每年超过 200 亿美金。支架的使用对减少二次心肌梗死的

风险非常有效(80%~90%),但在6个月内有10%~20%再堵上。于是发明了带抗凝药的支架,更加昂贵。有的人安装好多个支架,心脏都快成"铁疙瘩"了,最后也难逃心衰的厄运。

其实,健康的金钥匙就掌握在自己手中,预防慢性病要靠自我健康管理,最好的医生是自己,最好的处方是知识。那么我们这套《资深专家 图解百病》丛书就是为了帮助大家成为自我健康管理的能手。

《资深专家 图解百病》丛书集权威、趣味、科普和实惠于一体。有四大特色:

■ 专科医生把关而权威可靠
■ 科普作家润色而趣味横生
■ 专业绘画插图而易看易懂
■ 网络平台互动而增值实惠

具体来讲,本丛书的各个分册从每个疾病的发病情况、如何发生、有什么症状、需要做哪些检查而确定诊断等进行了具体的介绍,并提出了相应的治疗原则、具体策略和预防调养措施,力求读者能够彻底了解疾病,知道如何确定自己是否患有该种疾病、如何选择正确的治疗方法、怎样调节饮食、合理运动、日常生活注意事项和心理调整,从而活出健康、活出精彩。

本丛书的内容较为全面、细致,既有理论的阐述,又有具体方法的介绍,并引用新的、权威的观点及数据;形式方面,书中文、图、表并茂，方便读者阅读理解。具有科学性、实用性、通俗性和新颖性，是一套难得的保健科普图书。

为更好地为大家服务，请您提出宝贵建议或咨询。我们的腾讯 QQ 号：512560243；腾讯微信号：18610734968；新浪博客和微博：http://blog.sina.com.cn/mekangbbs。

编　者
2014 年 2 月

目 录

第三章

邪与正的较量
——乙型肝炎的临床表现

第四章

不幸会轮到你吗

——乙型肝炎的诊断与检查

456789

第五章

攻"毒"之战
——乙型肝炎主要的治疗方法

第六章

心态影响病情
——树立正确的观念和战胜乙型肝炎的信心

第七章

吃出健康
——乙型肝炎患者的饮食调养

第八章

勿忘传统瑰宝
——中医治疗乙型肝炎

第九章
三分治七分养
——乙型肝炎的预防与日常调养

大国之殇
——乙型肝炎导读

第一章

1 人体只有一个肝脏

人体器官常常是左右对称各有一个，例如，肾脏、肺，但是有些器官只有一个，例如心脏、脾脏、胃、肝脏。

肝脏位于人体的腹腔的右上部，但被肋骨所保护。

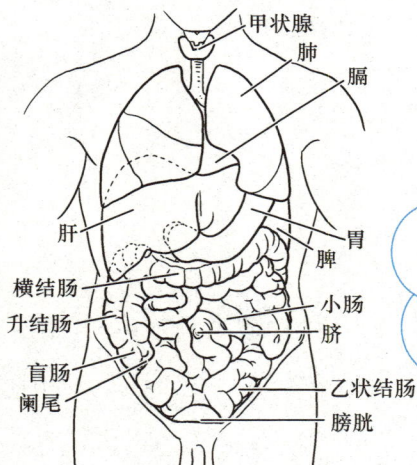

甲状腺
肺
膈
肝
胃
脾
横结肠
升结肠
小肠
脐
盲肠
阑尾
乙状结肠
膀胱

> 肝区疼痛或肝区不适有多种原因：肝炎及肝炎恢复期、脂肪肝、劳累、胆囊疾病、肋间神经痛和肝病后的肝区不适、心理障碍。

肝脏的形态也是不规则的，可以大体分为左右两叶：

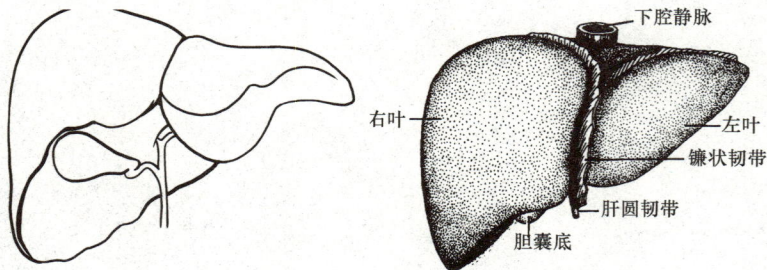

下腔静脉
右叶
左叶
镰状韧带
肝圆韧带
胆囊底

肝的膈面

2 肝脏是人体最重要的器官之一

肝脏的主要功能是进行糖的分解、贮存糖原；参与蛋白质、脂肪、维生素、激素的代谢；解毒；分泌胆汁；吞噬、防御功能；制造凝血因子；调节血容量及水、电解质平衡；产生热量等。在胚胎期肝脏还有造血功能。

（1）肝脏的胆汁分泌作用　肝细胞能不断地生成胆汁酸和分泌胆汁，胆汁在消化过程中可促进脂肪在小肠内的消化和吸收。

（2）肝与糖代谢　单糖经小肠黏膜吸收后，由门静脉到达肝脏，在肝内转变为肝糖原而贮存。当劳动、饥饿、

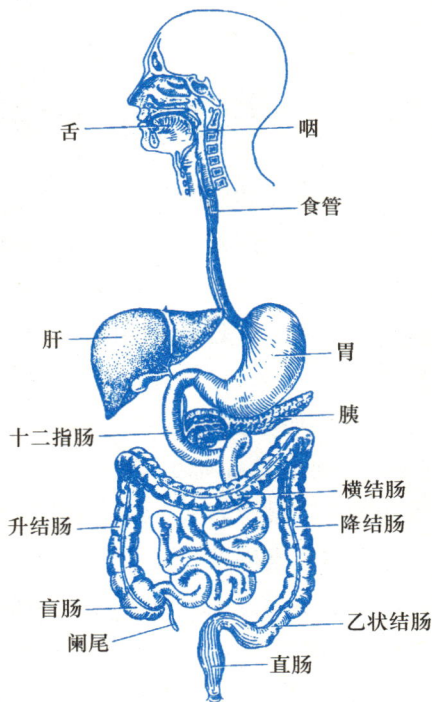

消化系统模式图

发热时，血糖大量消耗，肝细胞能把肝糖原分解为葡萄糖进入血液循环，所以患肝病时血糖常有变化。

（3）肝与蛋白质代谢　肝脏是合成血浆蛋白的主要场所，由于血浆蛋白可作为体内各种组织蛋白的更新之用，所以肝脏合成血浆蛋白的作用对维持机体蛋白质代谢有着重要意义。肝脏将氨基酸代谢产生的氨合成尿素，经肾脏排出体外。所以肝病时血浆蛋白减少，而血氨升高。

（4）肝脏是脂肪运输的枢纽　经消化吸收后的一部分脂肪进入肝脏，以后再转变为体脂而贮存。饥饿时，贮存的体脂可先被运送到肝脏，然后进行分解。

在肝内，中性脂肪可水解为甘油和脂肪酸，此反应可被肝脂肪酶加速，甘油可通过糖代谢途径被利用，而脂肪酸可完全氧化为二氧化碳和水。

肝脏还是体内脂肪酸、胆固醇、磷脂合成的主要器官之一。

当脂肪代谢紊乱时，可使脂肪堆积于肝脏内形成脂肪肝。

（5）热量的产生　在各种内脏中，肝脏是体内代谢旺盛的器官，安静时，肝脏血流温度比主动脉高 $0.4 \sim 0.8℃$，说明其产热较大。

（6）维生素、激素代谢　肝脏可贮存脂溶性维生素，人体95％的维生素 A 都贮存在肝内，肝脏是维生素 C、维生素 D、维生素 E、维生素 K、维生素 B_1、维生素 B_2、维生素 B_{12}、烟酸、叶酸等多种维生素贮存和代谢的场所。

患肝病时，由于雌激素灭活障碍，醛固酮和抗利尿激素灭活障碍而出现肝掌、毛细血管扩张等。

（7）解毒功能　肝脏是人体的主要解毒器官，它可保护机体免受损害，使毒物成为无毒的或溶解度大的物质，随胆汁或尿排出体外。

（8）防御功能　肝脏是最大的网状内皮细胞吞噬系统，有很强的吞噬能力，门静脉血中99％的细菌经过肝静脉窦时被吞噬。肝脏的这一滤过作用的重要性极为明显。

（9）调节血液循环量　正常时肝内静脉可以贮存一定量的血液，在机体失血时，从肝内静脉窦排出较多的血液，以补偿周围循环血量的不足。

（10）制造凝血因子　肝脏是人体内多种凝血因子的主要场

所，人体内 12 种凝血因子中的 4 种都是在肝内合成的。

生肝病时可引起凝血因子缺乏造成凝血时间延长及发生出血倾向。

（11）肝脏的再生能力　肝脏具有其他器官无法比拟的旺盛的再生和恢复能力。

3 肝炎分类与流行情况

● 肝炎分为五型：甲、乙、丙、丁、戊型。另外，新已发现己、庚型病毒。甲、戊型病毒性肝炎占 50%；乙型肝炎占 25%；丙型肝炎占 5%；戊型病毒性肝炎和其他型肝炎占 10%。

● 传播途径：经消化道传播为甲型、戊型；经血液传播为乙型、丙型、丁型。

肝炎的发病率和死亡率居全国传染病之首。

4 乙型病毒性肝炎

乙型肝炎病毒（HBV）感染呈世界性分布，全世界发病人数约 4 亿，中国约为 1.2 亿，其中慢性乙肝患者约 3000 万。

慢性乙肝是进展性疾病，如治疗不当，5 年后约 10% ~ 20% 的慢性乙肝会发展为肝硬化，20% ~ 23% 的肝硬化可发展为失代偿期肝硬化，6% ~ 15% 可发展为肝细胞癌（HCC）。

每年约有 30 万 ~ 50 万乙肝患者死于乙肝相关性肝病。

女姓 HBV 携带者，可以通过垂直传播使婴儿被感染。

婴儿时期感染 HBV 者，90% 以上会成为慢性 HBV 携带者，随着年龄增长，肝炎反复发作，逐渐演变为慢性乙肝、肝功能失代偿、肝硬化和 HCC，使健康受到影响，危害极大。

乙型肝炎病毒携带者中，1/4 会发展成慢性肝病，在每年因肝病而死亡的病人中，约 1/2 为原发性肝癌（发生肝硬化的患者中 9.9% ~ 16.6% 有发生肝癌的机会）。

因此，慢性乙肝已成为一个重大的公共卫生问题。

5　乙型肝炎为何为十大传染病之首

乙型病毒性肝炎（简称乙型肝炎，乙肝）是由乙型肝炎病毒（HBV）引起的、以肝脏病变为主并可引起多种器官损害的传染性疾病。乙肝在已知各型病毒性肝炎中危害最严重。

我国是 HBV 感染的高发区，在乙肝疫苗大面积应用前，慢性乙肝患者约有 3000 万例，每年急性乙肝新发病例约 300 万例。

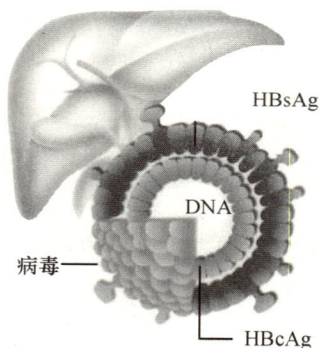

虽然已可以通过大面积接种乙肝疫苗预防 HBV 感染，但现有乙肝患者及 HBsAg 携带者的防治在今后几十年内仍将是一项艰巨的工作。

乙肝在中国为十大传染病之首，病毒性肝炎在我国各类传染病中发病率最高。我国曾受乙型肝炎病毒感染的人群约为 7 亿。感染后未能痊愈者约 1.2 亿。乙型肝炎患者近 3 千万。每年近 30 万人死于肝炎或肝癌。

6　甲型肝炎

甲型肝炎（hepatitis A，HA，简称甲肝）是一种由甲型肝炎病毒（HAV）引起的急性肠道传染病。该病主要经粪 – 口途径传播，易发生食物型和水型爆发流行，常呈季节性和周期性流行，主要感染对象为儿童。随着卫生条件的改善和疫苗的应用，甲肝流行特征发生了一些变化，如季节性和周期性逐渐消失，感染年龄后移。

7 乙型肝炎病毒感染的危害

慢性乙型肝炎是世界上最常见的传染病之一。乙肝病毒的传染性比引起艾滋病的 HIV 病毒强 100 倍。乙肝病毒的持续感染造成乙肝慢性化，后者继续发展可导致肝硬化、肝细胞癌。乙型肝炎是世界上第九大致死原因。

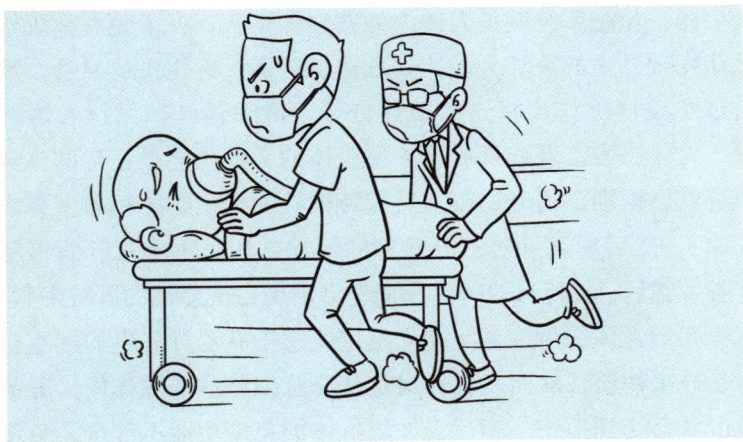

8 乙型肝炎病毒本身并不损伤肝脏

乙型肝炎病毒是一种只感染肝脏细胞，并在肝脏细胞内复制的病毒，学术上称之为嗜肝脏病毒，这种病毒在进入肝脏细胞后，会利用肝脏细胞内的原料核苷酸等组装自己，然后再从肝脏细胞内释放到肝脏细胞外，这些被释放的病毒会重新感染新的肝脏细胞，然后在新的肝脏细胞中再进行复制。在这个过程中，病毒本身除了利用肝脏细胞内的原料复制自己外，病毒本身并不会造成肝脏细胞的损伤。这也是为什么会出现乙肝携带者血液内的病毒水平很高，而肝功能却一直很正常，肝脏并没有损伤，也不需要治疗的原因。

9 损伤肝脏本质是人体清除病毒的免疫反应

慢性乙肝的发生与机体免疫系统的功能状态是分不开的，正常情况下，免疫系统肩负着对外来破坏物质的监督和清除作用，通俗点讲免疫系统就像我们生活中的警察和军队要监视和抓捕坏人一样，免疫系统就是人体内的警察和军队，有了免疫系统机体才能发现外来的破坏分子比如细菌、病毒、寄生虫或异物，然后通过免疫清除作用将这些破坏分子，清除体外，保持人体的健康。人体感染乙肝病毒后，如果机体的免疫功能是正常的，免疫系统就会识别出乙肝病毒上具有特征性的标记物（医学上称之为抗原），然后发起针对乙肝病毒的清除作用，由于乙肝病毒感染肝脏细胞后，其特有的一些标记物会出现在被感染的肝脏细胞上，这样我们人体的免疫系统就会把这些感染有乙肝病毒的细胞也认为是外来物质，从而发起针对这些肝脏细胞的清除作用，肝脏细胞也就会受到损伤。相反，如果机体的免疫功能不健全，免疫系统不能识别乙肝病毒和感染有乙肝病毒的肝脏细胞，就不会对它们发起攻击，也就没有肝脏损伤，也就没有炎症，可以说是病毒和人体"和平共处"，在这种情况下是不需要治疗的，因为治疗也是没有效果的。理解了这些，对我们了解如何选择最佳的治疗时机和治疗方案会有很大帮助。

10 哪些乙型肝炎带毒者具有传染性

哪些乙肝带毒者具有传染性呢？可以看化验单。检验结果 HBeAg 阳性、HBV DNA 阳性的具有传染性。也就是说这两项检验结果阳性的人都有传染性。

你身边有一个上述两项阳性的 HBV 携带者，他虽然是传染源，但尚需一定的传播途径，才会感染其他人，因为他血液中的 HBV 不会无缘无故跑到你的血液中来。如果已注射了疫苗，人体内也有乙肝抗体，即便有 HBV 侵入你的体内，也不会构成传染，因为你体内的抗体可以清除掉这些入侵的 HBV 病毒。

该方式以农村地区较高，医务人员（意外暴露）较高。

★ **慢性乙肝治疗四重奏**

（1）病毒携带者——检查是治疗的"先锋官"。

（2）免疫耐受期——该出手时再出手。

（3）确定治疗——合理用药，利大于弊。

（4）重症乙肝——长期用药，调整心态。

11 走出乙型肝炎治疗的误区

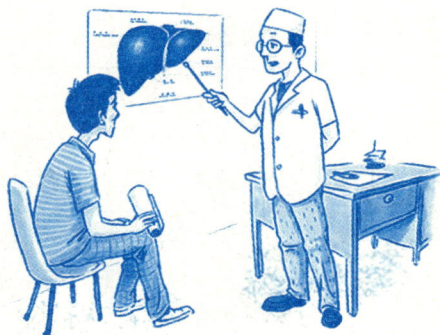

● 生活方式彻底被改变。

一半的患者在朋友知道他们的病情后被疏远，三分之一患者的社交生活受到了影响。

● 乙肝知识极度匮乏。

近一半的患者错误地认为，一起吃饭和工作、握手、拥抱及其他唾液传播方式会传染乙肝。

● 普通人和人之间的交往和接触是不会传染乙型肝炎病毒的。

日常接触如同一办公室工作（包括共用计算机等办公用品）、握手、拥抱、同住一宿舍、同一餐厅就餐和共用厕所等无血液暴露的接触，一般不会传染乙肝。这一点在我们民众中，存在很大的误区。经吸血昆虫（蚊、臭虫等）传播未被证实。

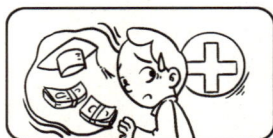

误区一：讳疾忌医
患了肝炎，怕别人知道影响升学、就业，不及时就医，延误治疗

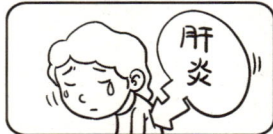

误区二：悲观失望
思想负担很重，悲观焦虑，紧张沮丧，忧郁绝望，首先从精神上垮了

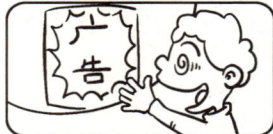

误区三：轻信广告
只要你上钩，一试就得几个疗程，不仅浪费了大量钱财，而且错失治疗的最佳时机

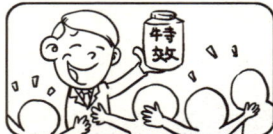

误区四：追求"特效"
目前尚无理想的"特效药"，病急乱投医、追求特效、速效的心理很易被不法商人利用

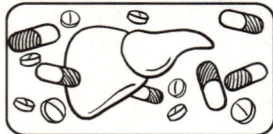

误区五：过度用药
是药三分毒，过度用药会增加肝脏负担，甚至加重肝脏病变

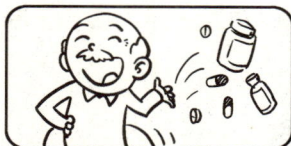	**误区六：见"好"就收** 稍有好转就停药，加上工作紧张，生活不规律，饮食无度，病情易反复
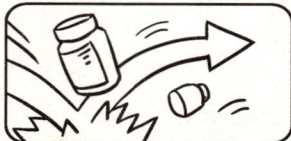	**误区七：打打停停** 很多药物都有停药复发和"反跳"现象，有的甚至还可招致不良后果
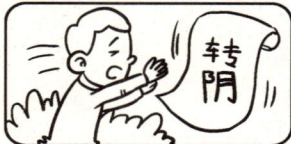	**误区八：一味求"阴"** 目前，国内外还没有一种药能使所有乙肝病毒五项指标全部转阴
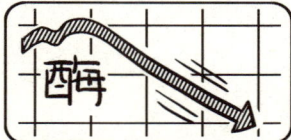	**误区九：盲目降酶** 引起转氨酶升高的原因很多，要结合病人具体情况辨证地分析
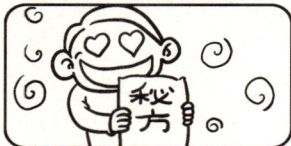	**误区十：中药无毒** 未经药理、毒理试验的"秘方"、"偏方"，有可能直接损害肝脏

12　乙型肝炎一定会传染吗

● 病毒复制指标阳性者有传染性。

● 患者有传染性不等于接触者一定会感染。

● 我国乙肝病毒携带者及乙肝病人一亿多人，占总人口数的1/10，他们广泛分布在社会的各个领域，接触乙肝病毒往往是不经意之时。如果接触乙肝病毒时正值皮肤、黏膜有破损（如手术、扎针、牙齿出血、外伤等等）病毒接触到受损的创面就可能进入血液导致感染。

● 预防措施：注射乙肝疫苗，产生表面抗体，获得对乙肝病毒成功的免疫力。在这种情况下，无论怎样和乙肝病人接触，都不会被传染上肝炎。所以不要谈乙肝色变。

13 乙型肝炎是传染病而不是遗传病

乙型肝炎是传染性疾病而不是遗传病。大家知道遗传信息是涉及从亲代到子代的传递，病毒和遗传信息是没有关系的，所以是传染而不是遗传。

小病毒，大问题
——乙型肝炎病毒如何为患 | 第二章

1 可以"变装"的乙型肝炎病毒

近年发现一些 HBV 感染者抗 –HBc 始终测不出；有些恢复期患者也测不出抗 –HBs，甚至有些患者 HBV 标志均阴性，但能检出 HBV–DNA，在肝细胞内和肝细胞膜上存有 HBcAg 和 HBsAg。将这类患者血清感染黑猩猩可引起典型的肝炎表现。曾有学者称之为 HBV2。近年研究表明，这些患者的血清中 HBV–DNA 序列分析，提示 HBV2 为 HBV 的突变株。

HBV 基因突变株产生的原因，是病毒适应宿主细胞环境和抵抗其免疫反应一种选择，可以发生于 HBV 自然感染、HBV 疫苗接种，特异性免疫治疗和干扰素治疗过程中，或者开始初次 HBV 感染即为一种 HBV 突变株感染。

2 乙型肝炎病毒形态及基因结构

● 人类乙肝病毒属嗜肝 DNA 病毒科，是肝 DNA 病毒属的成员
● 电镜下可见到三种不同形态的颗粒：
  ◎ 直径约 22nm 的小圆球状颗粒；
  ◎ 直径约 22nm，长度为 50~500nm 的管状颗粒；
  ◎ 直径约 42nm 的大圆球状颗粒，它由双层衣壳和核心组成。

包膜蛋白质即乙肝表面抗原（HBsAg），核心部分含有环状双股 DNA、DNA 聚合酶（DNAP）、核心抗原（HBcAg）和 e 抗原（HBeAg），是病毒复制的主体。

HBV 基因组为非闭合的双股环状 DNA，由一条长链和一条短链绞扎而成。

在体外细胞中尚不能培养 HBV。黑猩猩和长臂猿等高等灵长类动物是人类 HBV 的动物模型。但由于这些动物价昂量少，不

——乙型肝炎病毒如何为患

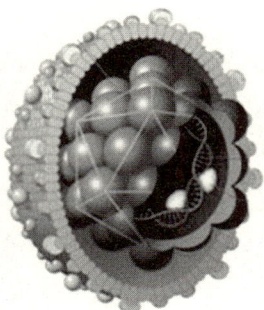

乙肝病毒的结构

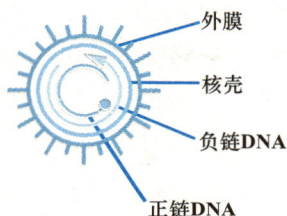

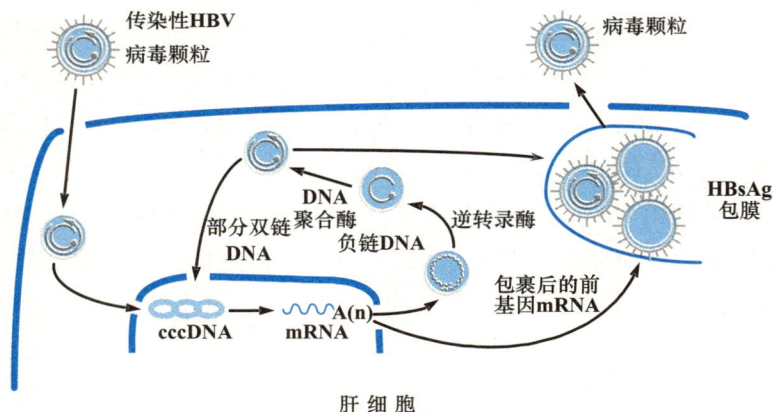

- 外膜
- 核壳
- 负链DNA
- 正链DNA

是理想的动物模型。美洲旱獭、美洲黄鼠和鸭可感染与人类 HBV 类似的病毒，这些病毒均属嗜肝 DNA 病毒科，此类动物常作为间接乙肝动物模型。

3 乙型肝炎的传染源

乙肝的传染源主要是乙肝病人和 HBsAg 携带者，其中以慢性乙肝病人和 HBsAg 携带者最为重要。

动物作为传染源的意义不大。

（1）乙肝病人

● 乙肝病人的潜伏期一般为 50~150 天，平均为 60~90 天。

● HBV 感染后可表现为临床型和无症状感染，临床型包括急性黄疸型、急性无黄疸型和慢性乙肝。

● 无黄疸型肝炎在流行区所占的比例远高于黄疸型，可达 100：1，且经常被误诊和忽视，故它是比黄疸型更重要的传染源。

● 慢性乙肝病人因反复发作，排毒时间较长，也是重要传染源。

（2）HBsAg 携带者

● 估计全世界有 3.5 亿 HBsAg 携带者。HBsAg 携带者因数量大、隐蔽性强、活动不受限而成为乙肝最主要的传染源。

● 传染性除与自身滴度的高低有关外，还与 HBeAg、HBV DNA、HBV DNA 多聚酶等指标是否阳性有关。

● 我国 HBsAg 携带者中至少有 40% 来源于母婴传播。如果在婴幼儿时期感染 HBV，则易发展成为慢性携带状态且常伴 HBeAg 阳性。

4 乙型肝炎的传播途径

乙型肝炎传播途径主要有：

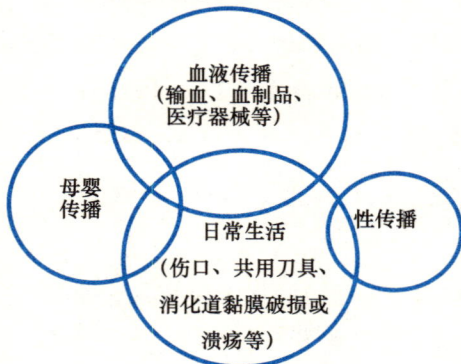

血液传播
（输血、血制品、医疗器械等）

母婴传播

性传播

日常生活
（伤口、共用刀具、消化道黏膜破损或溃疡等）

● **医源性传播**

①经血液和血制品传播：经输血（包括血清、血浆、全血及其他血液制品）后引起的肝炎为输血后肝炎。近年来通过敏感的血清学筛检方法，使输血后肝炎发病率大幅度下降。

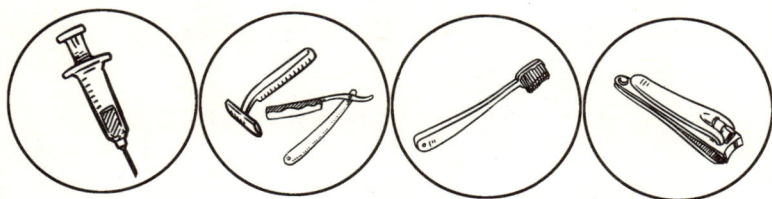

②经污染的医疗器械传播使用消毒不严格的医疗器械及物品，在外科手术、拔牙、静脉穿刺、化验采血、注射、预防接种、针刺、使用不洁注射器静脉吸毒时，均可引起乙肝传播。

● **母婴传播**

①产前或宫内传播，即 HBV 在孕期通过胎盘进入胎儿体内，约占整个母婴传播的 5%。

②产程传播，即在分娩过程中母血或阴道分泌物渗入胎儿体内，约占 90%。

③产后传播，即产后母亲在护理婴儿的过程中发生传播。

澄清对传播途径认识的误区

● HBV 并不经口途径传播。依据是：

◎ HBV 不随粪便排出，除非有消化道出血者。

◎ 试验证明：污染 HBsAg 阳性血液的粪便保存数日后 HBsAg 即转阴。

◎ 未见有经水、食物污染而引起的乙肝暴发流行。

● 蚊、臭虫等吸血昆虫在 HBV 传播中的作用尚无确实的证据。

④我国母婴传播是 HBV 传播的主要途径之一，经此传播的婴儿至少可携带 HBV10 年以上。

● **接触传播**

①直接接触传播：乙肝患者或 HBsAg 携带者的唾液、精液和阴道分泌物中都可检测到 HBV。

②日常生活接触传播：带有 HBV 的血液、唾液、精液和阴道分泌物等通过易感者的皮肤、黏膜的破损处进入机体，而非经粪－口传播。

③吸血昆虫传播、经粪－口途径传播等均尚未证实。

5　乙型肝炎的易感人群

● 人对 HBV 普遍易感，我国的主要易感人群是全体新生儿和约 40% 左右的未感染者。

● 人感染 HBV 后可获得持久的免疫力，其标志是血清中出现抗 –HBs，免疫力的大小和持续性与抗 –HBs 滴度成正比。

● HBV 不同血清亚型之间可有交叉免疫，免疫后各亚型都能交叉保护，但与其他各型病毒性肝炎之间无交叉免疫。

6　乙型肝炎的流行特征

（1）地区分布

● 世界各地的流行状况划分低、中、高三类流行区。

● 我国 HBsAg 流行率平均为 9.75%，各省之间差异很大，最高为广东省，达 17.81%；最低为河北省，仅为 4.94%。

● 南部高于北部；东部高于西部；中南和华东地区高于华北地区；农村高于城市。

（2）性别和年龄分布

● 乙肝发病率、现患率和 HBsAg 流行率均为男性高于女性，抗 –HBs 流行率女性高于男性，HBV 总感染率男女间无明显差异。

● 我国乙肝发病率、现患率和 HBsAg 阳性率的年龄分布均有二个高峰，10 岁以前为第一个高峰，30~39 岁为第二个高峰，以后随年龄增长而逐渐降低。

（3）职业及特殊人群分布

● HBsAg 流行率工人（8.51%）低于农民（9.93%）。

● 妓女、犯人、静脉内滥用毒品者和男性同性恋者等 HBV 感染率均较高。

● 血液透析单位和口腔科工作人员 HBsAg 携带率和乙肝发病率比普通人群高数倍。

（4）家庭聚集性

● 乙肝病人、HBsAg 和 HBeAg 携带者均呈明显的家庭聚集性现象。

● 家庭聚集性主要与 HBsAg、特别是 HBeAg 阳性的母亲有关，主要由母婴传播和家庭内密切接触传播引起。

● HBsAg 携带者的家庭聚集性可能与遗传因素有关。

7 HBV 对外界环境抵抗力较强

HBV –20℃可存活 15 年，60℃加热 1 小时，乙醚或 pH 2~4 处理 6 小时，均不能完全灭活。100℃直接煮沸 2 分钟；微波（频率 2450MHz、输出功率 500W、75℃）1~3 分钟，0.5% 过氧乙酸，3% 漂白粉溶液，5% 次氯酸钠和环氧乙烷等处理均可灭活 HBV。

8 HBV 感染后转归

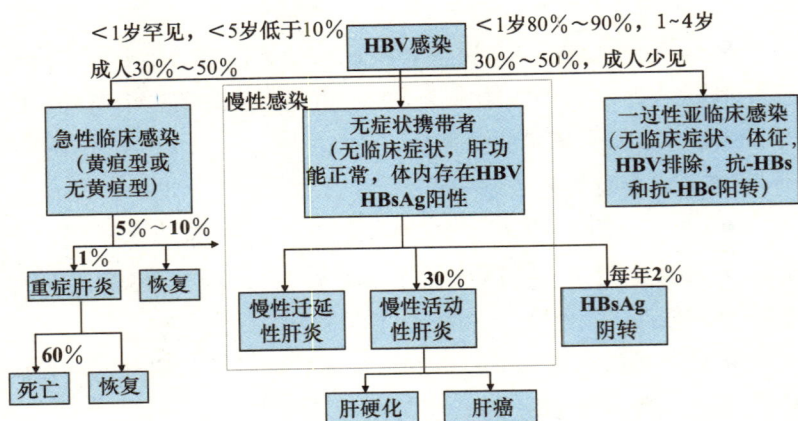

```
<1岁罕见，<5岁低于10%          <1岁80%～90%，1~4岁
成人30%～50%          [HBV感染]          30%～50%，成人少见

                    慢性感染
急性临床感染          无症状携带者          一过性亚临床感染
（黄疸型或          （无临床症状，肝功          （无临床症状、体征，
无黄疸型）          能正常，体内存在HBV          HBV排除，抗-HBs
                    HBsAg阳性          和抗-HBc阳转）

     5%～10%                              每年2%
  1%
重症肝炎  恢复    慢性迁延  慢性活动      HBsAg
                 性肝炎    性肝炎        阴转
  60%                30%
死亡  恢复         肝硬化    肝癌
```

9 与乙型肝炎病毒狼狈为奸的丁型肝炎病毒

　　丁型肝炎病毒原称为 d 抗原或 d 因子，1984 年命名。完整的 HDV 是一种圆球型颗粒，外壳为 HBsAg，内部为 HDV 基因组和 HDV 抗原；HDV 基因组是一个圆形单股负链 RNA。

> **HDV 是一种有传染性、嗜肝性和缺陷性的病毒，其缺陷性表现在自身不能复制，必须由乙肝病毒或其他嗜肝 DNA 病毒提供外壳，并在装配、成熟、释放等环节中发挥作用，才能装配成完整的病毒颗粒，HDV 只感染 HBsAg 阳性者或与 HBV 同时感染。**

　　（1）传染源
　　● 本病的主要传染源是丁肝的急、慢性病人和携带者。
　　● 联合感染是指 HBV 易感者同时感染了 HBV 和 HDV；患者一般呈自限性，很少转为慢性，只有 5% 左右的感染者成为 HBV

携带者和 HDV 持续感染者，但 10% 左右的可表现为重型肝炎。联合感染时在急性期血液中可检测到 HDV RNA，说明病人具有传染性。

● 重叠感染是指过去感染过 HBV，现为 HBsAg 无症状携带者或慢性乙肝患者，又感染了 HDV；病情较重，预后较差，约 50%~90% 转为慢性活动性肝炎，约 20% 成为重型肝炎。

（2）传播途径

● 医源性传播：主要通过输入带有 HDV 的血液和血液制品、使用污染 HDV 的注射器和针头、采血用具、手术刀、静脉内注射毒品而感染和传播 HDV，是 HDV 传播的主要途径。

● 日常生活接触传播：通过皮肤及黏膜伤口、性交等方式传播。HDV 还可在家庭内水平传播，呈现家庭聚集现象，但这种传播作用小于 HBV。

● 母婴传播：HBsAg 阳性和感染了 HDV 的母亲可经母婴传播将 HDV 传给新生儿，其中 HBeAg 阳性的母亲危险性最大，但 HDV 母婴传播的机会较少，仅在 HBV 活跃复制的条件下才可能发生。

（3）人群易感性

● 人群对 HDV 普遍易感，但 HDV 感染仅发生于 HBV 感染者或与 HBV 感染同时发生。人感染 HDV 后可产生抗 –HDV。抗 –HDV IgM 在感染急性期晚期出现，维持数周后消失，恢复期出现抗 –HDV IgG，于恢复后数月内消失，滴度均不甚高。持续高滴度的抗 –HDV IgM 和 IgG 阳性，是慢性 HDV 感染的血清学标志。

（4）流行特征

● 丁肝呈世界性流行，大部分与乙肝的地方性流行区一致。有学者将丁肝的流行分为高、中、低三类地方性流行区，意大利、非洲部分地区、阿拉伯国家等地区为高度流行区；地中海、巴尔干半岛和前苏联的欧洲地区为中度地方性流行区；北美、西欧、澳大利亚属于低度流行区。

● 我国虽为 HBV 高流行区，丁肝流行率并不高，属于 HDV 低流行区。

（5）预防

● 丁肝防治的主要措施与乙肝相同。对易感者接种乙肝疫苗，消除 HDV 感染所必须的条件，丁肝的感染也会随之减少。但由于乙肝疫苗和乙肝免疫球蛋白不能预防重叠感染，因此，应加强献血员的筛检，防止 HBV 携带者和 HDV 携带者的密切接触，以切断 HDV 的传播途径。

10 慢性乙型肝炎的分期

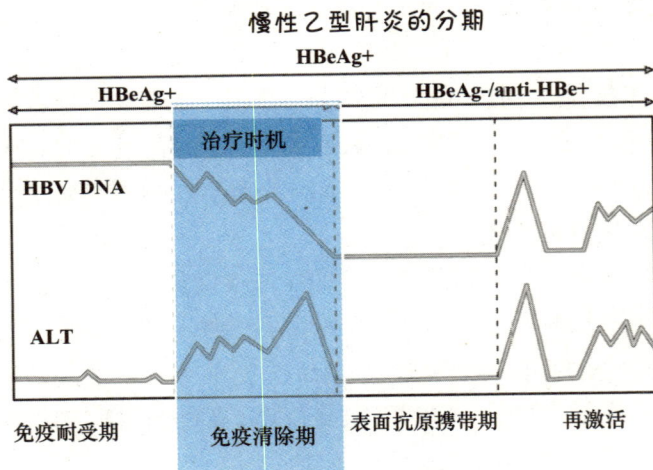

慢性乙型肝炎的分期

11 乙型肝炎是如何发生的

乙肝病毒感染人体后，病毒本身并不直接引起肝细胞的病变，只是在肝细胞内生存、复制，其所复制的抗原表达在肝细胞膜上，激发人体的免疫系统来辨认，并发生反应。

● 如果机体的免疫功能健全，免疫系统被激活后识别乙肝病毒，攻击已感染病毒的肝细胞并清除之，临床表现为急性乙肝。

● 如果机体的免疫功能被激活，但处于低下状态，机体对已感染病毒的肝细胞反复攻击，但是又不能完全清除之，导致肝组织慢性炎症临床表现为慢性乙肝。

● 如果机体的免疫功能处于耐受状态，不能识别乙肝病毒，因此不攻击已感染病毒的肝细胞，病毒与人体"和平共处"，成为乙肝病毒携带者。

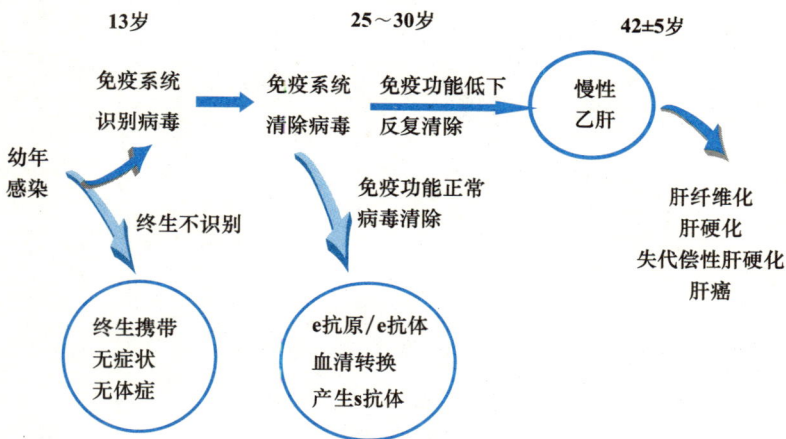

HBV感染者的可能转归

12 如何看待乙型肝炎患者的性传播

性传播的机会与是否注射过乙肝疫苗、性伙伴多少、机体健康状况等多种因素密切相关。

夫妻双方一方是乙肝病毒感染者，另一方在注射疫苗并产生抗体后性生活是安全的，不必采用安全套等保护措施。

　　未注射过乙肝疫苗，夫妻间尽管感染乙肝病毒的机会高达90%，但真正使对方成为慢性乙肝病毒感染者的机会只有 6%；其余 80% 产生了乙肝病毒表面抗体，10% 左右乙肝病毒两对半指标全阴性或只可检测出抗 HBc 的抗 HBe。

　　正常的夫妻关系可以提高机体免疫力，小量病毒进入体内后会很快被机体免疫系统清除，并产生抗体。

　　性乱人群中，常有多个性伙伴者，接触并感染乙肝病毒的机会更多；常伴有性器官的黏膜破损，紊乱的性生活可降低机体免疫力，不能有效清除侵入的乙肝病毒，使乙肝病毒更容易侵入体内。

邪与正的较量
——乙型肝炎的临床表现 | 第三章

1 病毒性肝炎的分类

（1）病因分类　目前明确的病毒性肝炎已超过七种，最为常见的依次是乙型、甲型、丙型、戊型、丁型肝炎，还有庚型和己型肝炎为新近发现的较为罕见的病毒性肝炎，肝炎种类不同，其临床特点、预后和防治措施也就各不相同，必须区别对待。

（2）临床分类　临床上病毒性肝炎基本可分为两类：

① 预后良好的、来得快去得也快的急性肝炎，主要包括甲型和戊型两种肝炎，主要经消化道传播。

② 预后较差，容易形成迁延不愈的慢性肝炎，主要包括乙型、丙型和丁型肝炎。主要经血液传播，急性病例中大部分可以获得痊愈，另一部分转为慢性，一旦慢性化，很难彻底治愈。

2 乙型肝炎临床症状有哪些

感染乙型肝炎病毒后，通常会有哪些表现？

无任何症状

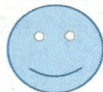

·严重症状
·严重的恶心、
·呕吐、黄疸
·腹胀

轻微症状
·发热，乏力
·关节、肌肉疼痛
·厌食、轻微的恶心
和呕吐

肝的潜伏期平均为 6 周，但也可能长达 6 个月。小孩感染后常常无症状。但与成人相比，大多数儿童可成为乙肝病毒携带者。有症状的乙肝患者会感到虚弱无力，并出现胃部不适和其他流感样症状，还会出现尿色变深或灰白色粪便，常见黄疸（皮肤发黄或巩膜黄染），症状可以持续数周或数月。大多数成人急性感染乙肝病毒均能完全康复，但很多儿童却会变成乙肝病毒携带者。急性乙肝病人康复后（并未变成慢性携带者）对该病具有终生免疫力。

> 如出现不明原因的倦怠、乏力、食欲减退、肝区痛、肝肿大、肝区叩打痛、黄疸、尿色深等症状，应做肝病检查和乙肝血清学检测。

3 慢性乙型肝炎患者为何会肝痛

肝胆组织中分布着许多内脏神经的感受器，一旦肝脏发生炎症或接受压力、温度或化学性刺激，就可形成冲动，传入大脑，产生疼痛、压痛甚至绞痛或针刺样、烧灼样感觉，这就是很多人感觉到的肝痛。

肝痛主要是指右侧季肋部的自发性疼痛：一般肝炎患者经常会出现肝痛的这种现象，他们常会感到肝区针刺一样痛，或沉甸甸有个东西挂在那儿，时有时无，常能忍受，生气、劳累、活动时明显，卧床休息可缓解，但右侧卧位时却加剧，患者如果

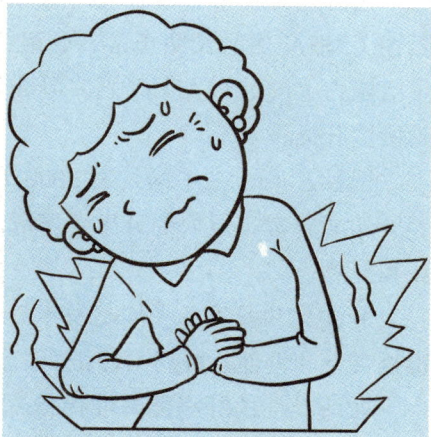

出现肝病立即前往医院治疗。

并不只是肝炎能够引起肝痛，其他的原因也会导致肝疼的现象。例如：当胆道出现疾病时，包括胆石症、胆囊炎等都会引起肝疼，但疼痛部位多固定，局限，呈钝痛或绞痛发作；固定性的书写体位，可使肋间肌肉受压产生局部疼痛。

还有肋间神经痛、肋间肌损伤、胸膜或肺组织的病变、肝癌等等均可引起肝区疼痛。当出现肝疼的这种现象时，在自己不明白引起肝痛的原因是什么的情况下，最好是到正规的专科医院去做一下检查，然后根据检查结果确定要怎样进行治疗。

4 乙型肝炎病毒感染后的临床经过可表现为多种类型

乙肝病毒感染后，可呈亚临床感染状态或急性乙肝发病，90%以上感染者迅速康复，成为有乙肝免疫力的健康人。

乙肝病毒携带者，表现为病毒表面抗原长期阳性（可能终生阳性），但肝功能长期正常，肝组织无明显损伤。他们在工作和生活能力上同健康人无区别，但部分人可能在青年或中年时转化为慢性肝炎。

慢性乙肝，在中国约有 2000 万人，表现为反复转氨酶升高等肝功能异常，但大部分患者病情进展缓慢，少部分发展为肝硬化和肝癌。

肝硬化和肝癌，平均高发年龄为 40～50 岁，由少数乙肝病毒携带者和慢性乙肝病人转化而来，病死率高。

非活动性乙肝病毒携带状态，多从慢性乙肝病人经治疗转化而来，表现为肝功能正常，病毒复制水平低下，病情长期稳定，具有和健康人一样的工作和生活能力。

5　急性肝炎和慢性肝炎的区别

急性肝炎发生于乙肝病毒初次感染。发展为慢性肝炎（CHB）的危险程度与感染病毒的年龄直接相关。

婴儿时期感染 HBV 者，90% 以上会成为慢性 HBV 携带者。

如果病毒在血液中存在的持续时间超过 6 个月，便可被诊断为"慢性 HBV 感染"，这将有可能成为终生持续感染状态。

慢性乙肝的特点为：

- 一般没有明显症状；
- HBV 仍在不断复制；
- 肝脏仍在不断受损。

6　乙型肝炎致死的"三部曲"

乙肝是一种危险性很高的疾病，慢性乙肝治疗不及时，可发展为肝硬化和肝癌，从乙肝 - 肝硬化 - 肝癌被称为乙肝致死的三部曲。

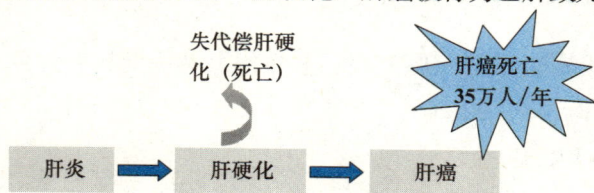

HBV DNA 越高，肝硬化和肝癌的发生率就越高。

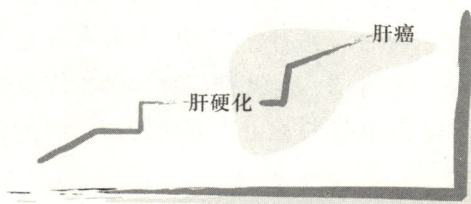

乙肝–肝硬化–肝癌的三部曲，可以形象地用下面的漫画表示。

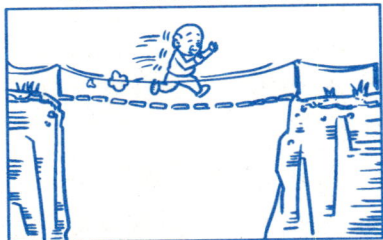

身心健康，健步如飞

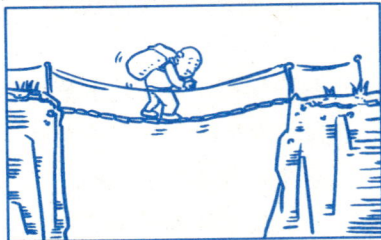

乙肝缠身如负重物，步履沉重

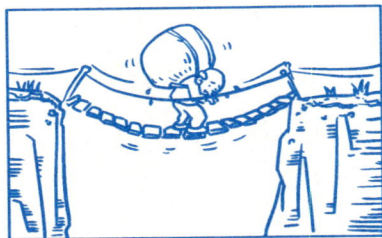

乙肝演变成肝硬化，身体逐渐
虚弱，将难以行走

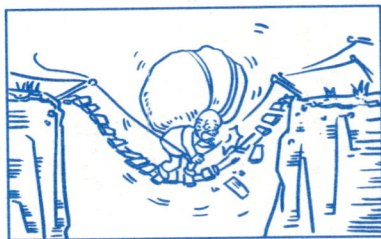

最终乙肝演变成肝癌，后果不堪
设想

7 乙型肝炎的临床表现

HBV 感染的特点为临床表现多样化，潜伏期较长（约 45 ～ 160 日，平均 65 ～ 90 日）。

★ **急性乙型肝炎**

本病起病较甲型肝炎缓慢。

① 黄疸型：临床可分为黄疸前期、黄疸期与恢复期，整个病程 2 ～ 4 个月。多数在黄疸前期具有胃肠道症状，如厌油、食欲减退、恶心、呕吐、腹胀、乏力等，部分患者有低热或伴血清病样症状，如关节痛、荨麻疹、血管神经性水肿、皮疹等，较甲型肝炎常见。其病程进展和转归与甲型肝炎相似，但少数患者迁延不愈转为慢性肝炎。

② 无黄疸型：临床症状轻或无症状，大多数在查体或检查其

他病时发现，有单项 ALT 升高，易转为慢性。

★ 淤胆型

与甲型肝炎相同。表现为较长期的肝内梗阻性黄疸，而胃肠道症状较轻，肝脏肿大、肝内梗阻性黄疸的检查结果，持续数月。

★ 慢性乙型肝炎

病程超过 6 个月。

① 轻度：临床症状轻，无黄疸或轻度黄疸、肝脏轻度肿大，脾脏一般触不到。肝功能损害轻，多项式表现为单项 ALT 波动、麝浊及血浆蛋白无明显异常，一般无肝外表现。

② 中重度：临床症状较重、持续或反复出现，体征明显，如肝病面容、蜘蛛痣、肝掌，可有不同程度的黄疸。肝脏肿大、质地中等硬，多数脾肿大。肝功能损害显著，ALT 持续或反复升高，麝浊明显异常，血浆球蛋白升高，A/G 比例降低或倒置。部分患者有肝外表现，如关节炎、肾炎、干燥综合征及结节性动脉炎等。自身抗体检测如抗核抗体、抗平滑肌抗体及抗线粒体抗体可阳性。也可见到无黄疸者及非典型者。

★ 重型乙型肝炎

① 急性重型肝炎（暴发性肝炎）起病似急性黄疸型肝炎，但有高度乏力显著消化道症状，如严重食欲不振，频繁恶心、呕吐、腹胀，于发病后 10 日内出现肝性脑病。多数于病后 3～5 日首先出现兴奋、欣快、多语、性格行为反常，白天嗜睡夜间不眠，日夜倒错，视物不清，步履不稳等。定向力及计算力出现障碍，进一步发展为兴奋、狂躁尖声喊叫，病情严重者可表现为脑水肿而致颅压增高症，如血压增高，球结膜水肿，甚至两侧瞳孔不等大，出现脑疝，因此预防和积极治疗脑水肿，防止脑疝，对抢救患者有重要意义。黄疸出现后迅速加深，肝浊音区缩小及明显出血倾

向。一般无腹水或晚期出现，常于 3 内死于脑疝、出血等并发症。

② 亚急性重型肝炎 起病与一般急性黄疸型肝炎相同，于发病后 10 日以后病情加重，表现为高度乏力、腹胀、不思饮食、黄疸逐日加深，明显出血倾向为特点。至后期出现肝肾综合征和肝性脑病。病程为数周至数月。本型易发展为坏死后性肝硬化。也可有起病后以肝性脑病为首发症状，只是病史超过期 10 日，其他均似急性重型肝炎。

③ 无症状 HBsAg 携带者 大多数无症状，于体检时发现 HBsAg 阳性，肝功能正常或部分有单项 ALT 升高。体征较少。

老年病毒性肝炎的临床特点为起病较缓慢，自觉症状轻与病情严重程度不一致。恢复慢，易慢性化，以重型肝炎及慢活肝发病率较高，其中以亚急性及慢性重型肝炎较多见。

8 乙型肝炎的自我症状

● 全身症状

肝脏会影响人体全身，因肝功能受损，乙肝患者常感到乏力、体力不支，下肢或全身水肿，容易疲劳，打不起精神，失眠、多梦等乙肝症状。少数人还会有类似感冒的乙肝症状。

● 消化道症状

肝脏是人体重要的消化器官，乙肝患者因胆汁分泌减少，常出现食欲不振、恶心、厌油、上腹部不适、腹胀等明显的乙肝症状。

● 黄疸

肝脏是胆红素代谢的中枢，乙肝患者血液中胆红素浓度增高，会出现黄疸，皮肤小便发黄，小便呈浓茶色等乙肝症状。

● 肝区疼痛

肝脏一般不会感觉疼痛，但肝表面的肝包膜上有痛觉神经分布，当乙肝恶化时，乙肝患者右上腹、右季肋部不适、隐痛等乙肝症状。

● 肝脾肿大

乙肝患者由于炎症、充血、水肿、胆汁淤积，常有肝脏肿大等乙肝症状。

● 手掌表现

不少乙肝患者会出现肝掌等乙肝症状。乙肝患者的手掌表面会充血性发红，两手无名指第二指关节掌面有明显的压痛感等乙肝症状。

● 皮肤表现

不少慢性肝炎患者特别是肝硬化患者面色晦暗或黝黑，称肝病面容，这可能是由于内分泌失调形成的乙肝症状。同时，乙肝患者皮肤上还会出现蜘蛛痣等乙肝症状。

9 乙型肝炎的并发症

（1）肝原性糖尿病　临床表现与 2 型糖尿病相似，不同点为肝原性糖尿病空腹时胰岛素明显增高而 C 肽正常。服糖后胰岛素明显升高而 C 肽峰值仍较正常稍低。是因为肝脏对胰岛素灭活能力减低，促使胰岛素升高；另外胰高糖素在肝脏灭活减少，加以肝细胞上胰岛素受体减少，对胰岛素产生抗力，因而虽胰岛素升高而血糖仍高；同时 C 肽受肝脏影响少，故 C 肽不高，提示 β 细胞的分泌功能无明显异常。为与 2 型糖尿病鉴别，可用胰岛素释放试验和 C 肽释放试验。

（2）脂肪肝　机制尚不清，特点为一般情况良好，单项 ALT 轻、中度升高，血脂增高，B 型超声检查可见脂肪肝波形，确诊根据肝活检病理检查。

（3）肝硬化　慢性肝炎发展为肝硬化，是肝纤维化的结果。发生机制尚未完全阐明。尚见于亚急性、慢性重型肝炎及隐匿起病的无症状 HBsAg 携带者。

（4）肝癌　HBV、HCV 感染与之发病关系密切。以慢活肝、肝硬化发生肝癌者多见。也可见于慢性 HBV 感染未经肝硬化阶段发展为肝癌。其发生机制目前认为与 HBV DNA 整合有关，尤其是 X 基因整合。HBxAg 反式激活原癌基因起着重要作用。此外黄曲霉素等致癌物质有一定协同作用。

（5）肝性脑病　肝性脑病，又称肝昏迷，或肝脑综合征，是肝癌终末期的常见并发症。以中枢神经系统功能失调和代谢紊乱为特点，以智力减退、意识障碍、神经系统体征及肝脏损害为主要临床现，也是肝癌常见的死亡原因之一，约导致 30% 左右的患者死亡。

10　乙型肝炎慢性化的因素

当乙型肝炎病毒入侵人体后，约 65% 的感染者并不发病，仅表现为短暂的亚临床症状，出现轻度、一过性疲乏和纳差，大多数受感染者并未介意，而体内的肝炎病毒已被清除，高水平的表面抗体已经产生，对乙型肝炎获得了较持久的免疫能力。约 25% 的感染者要发病。约 10% 的感染者常由急性变慢性或一开始就表现为慢性乙型肝炎。

目前认为除遗传因素和种族因素外，以下几个方面在乙型肝炎慢性化中有重要意义：

（1）免疫功能低下者。如肾移植、肿瘤、白血病、艾滋病、血液透析患者感染乙肝病毒后常易演变为慢性肝炎。乙型肝炎发病的急性期使用肾上腺糖皮质激素等免疫抑制剂治疗者，常能破坏患者体内的免疫平衡，也容易使急性肝炎转变为慢性。

（2）既往有其他肝炎或肝病史者，或有并发病症者，再感染乙型肝炎病毒时不仅容易急转慢，而且预后较差。如原有酒精中毒性肝硬化或并发血吸虫病、华支睾吸虫病、疟疾、结核病、糖尿病等。

（3）急性或隐匿起病的无黄疸型肝炎患者比急性黄疸型肝炎患者容易发展为慢性。这与不能得到及时休息和治疗有一定关系。

（4）最初感染乙肝病毒时的患者年龄。资料表明：新生儿感染乙肝病毒，约 90% ～ 95% 要成为慢性携带者；儿童期感染乙肝病毒后约 20%；成人约 10% 发展为带毒状态。

（5）其他因素。如急性期的肝炎患者过度劳累、酗酒、性生活过度、吸毒、应用损害肝脏的药物、营养不良、有其他病原微生物的严重感染或滥用药品等均可由急性转为慢性。

临床上发现转氨酶持续高水平超过 1 个半月不降者，急性乙肝表面抗原持续阳性在 12 周以上，乙肝 e 抗原阳性 8 ～ 10 周以上不转阴者，就可能发展为慢性乙型肝炎。

11 婴幼儿感染 HBV 往往比成人更容易慢性化

● 感染年龄越小，形成慢性持续性携带者可能性越大，病毒复制越活跃，携带时间越长，HBV DNA 与肝细胞染色体基因整合的可能性越大。

● 一般婴幼儿感染乙型肝炎大多呈亚临床状态，症状不典型或无甚症状，除 HBsAg 阳性及转氨酶增高外，因无明显临床症状易被家长忽视。

● 早期最常见的表现为厌食，多被误认为单纯消化不良，而失去早治的机会。

● 若发现单项 HBsAg 阳性时切勿轻易诊断为乙型肝炎病毒携带者。

● 典型的婴幼儿乙型肝炎多以急性黄疸型为主，持续时间较短，消化道症状明显。

● 年长儿童多以轻型、无黄疸型居多，起病隐匿，常在入托或查体时发现。

● 慢性活动性肝炎的病程长，患儿一般营养状况较差，部分患儿的生长发育受到影响。

12 乙型肝炎是一种全身性疾病

乙肝是一种全身性疾病，可出现肝外多系统变病，主要是由于乙型肝炎表面抗原抗体相结合形成的免疫复合物，沉积在肝外多种组织造成组织损害。

（1）皮肤病变　早期常有过敏现象如荨麻疹、血管神经性水肿。慢性乙型肝炎则可出现结节性红斑等。

（2）关节炎　受累的关节常为单个性，也可以多个性，以腕、肘、膝关节多见，无剧烈疼痛，与游走性风湿性关节炎颇相似。

（3）心血管病　可出现心肌炎、心包炎、结节性动脉周围炎等。可能为乙型肝炎病毒直接侵犯血管而引起。

（4）肾脏病变　较多见，早期出现蛋白尿、血尿，甚至出现颗粒管型，形成免疫复合物肾炎。

（5）消化系统　肝炎早期有上腹不适、恶心、呕吐等。胆道感染也很常见。

（6）血液系统 溶血性贫血、再生障碍性贫血等。

（7）胰腺病变 最多见为急性水肿性胰腺炎。

（8）神经系统 如肝性皮质盲、横断性脊髓炎、脑神经瘫痪等。

13 "窝窝头"（肝硬化晚期的肝）与"发酵馒头"（正常肝）

肝硬化是一种常见的慢性肝病，将肝硬化后的肝脏与正常肝脏放在一起比较，就像皱皱巴巴的窝窝头与很松软的发酵馒头相比一样。松软的"发酵馒头"（正常肝）是怎样变成"窝窝头"（肝硬化晚期的肝）的呢？

起初，病毒性肝炎、慢性酒精中毒、营养缺乏、毒物中毒等因素引起肝细胞的脂肪变、坏死及炎症等。随后，又由于炎症细胞释放的细胞因子，如白细胞介素1、受损伤的星形细胞、内皮细胞、肝细胞、胆管上皮细胞产生细胞因子、细胞外基质的破坏、毒素对星形细胞的作用，刺激了窦周隙内的贮脂细胞，使其迅速地增生，转化为成纤维细胞样细胞，伴同结缔组织内的成纤维细胞一起，异常快速地合成胶原蛋白，形成胶原纤维，出现肝纤维化的表现。再后来，随着胶原纤维越来越多，终致小叶中央区和门管区纤维组织互相连接，肝内假小叶形成而形成肝硬化。

肝硬化形成的后期，肉眼看到的是一个重量由正常的1500g减至1000g以下，表面满布小结节，质地变硬的肝脏。此时，显微镜下可看到肝小叶被破坏而代之以假小叶，假小叶内肝索紊乱，肝细胞变大，常出现双核；中央静脉缺如、偏位或多个；假小叶外周慢性炎细胞浸润，并有胆小管受压破坏象，可见新生的胆管和假胆管出现。

第四章

不幸会轮到你吗
——乙型肝炎的诊断与检查

1 诊断乙型肝炎的原则

确定是否患上乙肝，要到正规医院进行全面的检查。

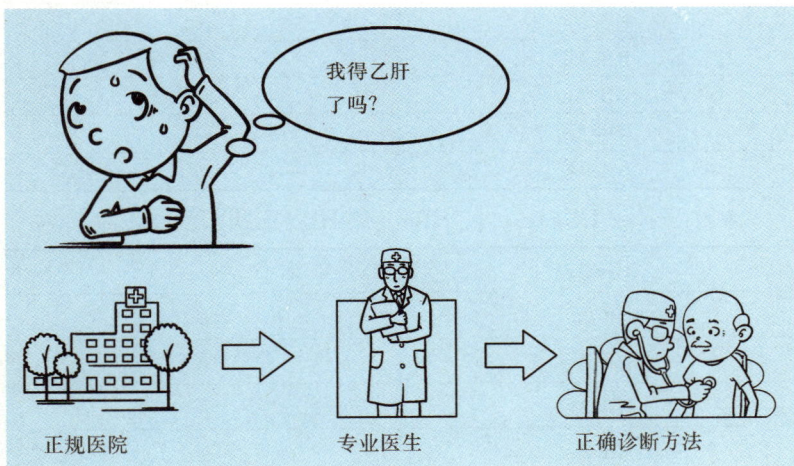

正规医院　　　　　专业医生　　　　　正确诊断方法

诊断乙肝的原则

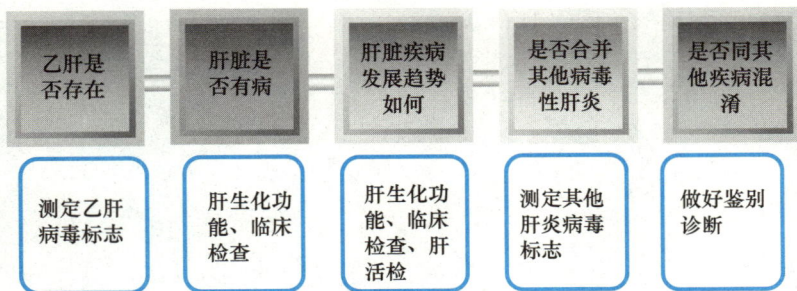

乙肝是否存在	肝脏是否有病	肝脏疾病发展趋势如何	是否合并其他病毒性肝炎	是否同其他疾病混淆
测定乙肝病毒标志	肝生化功能、临床检查	肝生化功能、临床检查、肝活检	测定其他肝炎病毒标志	做好鉴别诊断

2 什么是乙型肝炎二对半检查

HBcAg 不能检测，即只能测定两种抗原和三种抗体，也就是俗称的"两对半"。

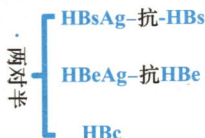

两对半 {
HBsAg–抗-HBs
HBeAg–抗HBe
HBc
}

3　什么是大三阳、小三阳

● 大三阳：HBsAg、HBeAg、抗 HBc 三项阳性。

HBsAg	+
HBsAb	−
HBeAg	+
HBeAb	−
HBcAb	+

● 小三阳：HBsAg 、抗 HBe、抗 HBc 三项阳性。

HBsAg	+
HBsAb	−
HBeAg	−
HBeAb	+
HBcAb	+

● 无论是大三阳还是小三阳均要进一步查肝功能和乙肝病毒脱氧核糖核酸（HBV DNA）。

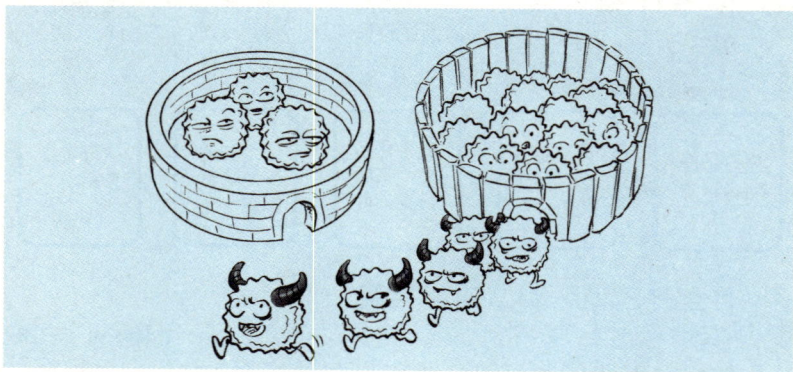

······怎样看待乙肝大三阳和小三阳······

☺ 小三阳是大三阳转变后的形式，过去一直认为小三阳预示患者的传染性已降低，病毒复制程度已缓解。

☺ 无论是大三阳还是小三阳，都不能说明或判断乙肝病情的轻重，也不能代表肝病到了什么程度，只能说明体内携带有乙肝病毒，要进一步查其他指标。

4　什么是氨基转移酶（转氨酶）

● 反映肝功能的试验很多，其中反映肝细胞损伤的，以"丙氨酸转氨酶"（简称 ALT 或 GPT）最敏感。

● 急性肝损伤时（如急性病毒性肝炎或慢性肝炎急性发作），ALT 常呈明显增高；肝脏以外的疾病，如心脏病、肺炎、胆囊炎、胰腺炎、肾炎以及其他局部感等，均可引起 ALT 轻度增高。

ALT 轻度增高时，需在排除其他疾病基础上，才能考虑为肝病。ALT 正常时，并不能排除肝病。

5　肝功能不等同于氨基转移酶

● 肝功能检测的项目除了查氨基转移酶（转氨酶）以外，还有白蛋白、胆红素等的检测。

● 一般的慢性乙肝患者白蛋白和胆红素不会有什么变化，所以肝功能只要求检测氨基转移酶就够了。

6 乙型肝炎小三阳患者该不该治疗

● 近年来发现不少乙肝小三阳患者，老是肝功异常，同时伴有乙肝病毒核糖核酸阳性，病情迁延不愈，经统计表明慢性乙肝、肝硬化、肝癌患者乙肝小三阳检出率依次增加，表明乙肝小三阳不一定预后就好，这是乙肝病毒变异所致，临床上不可忽视，这种情况仍需进行治疗。

识别乙肝小三阳是好是坏的标准是：如果肝功能始终正常，HBV DNA 阴性，说明是好现象；如果 HBV DNA 阳性，肝功异常，则为坏现象。

● 无论什么情况下，小三阳患者都应加强随访，掌握一些肝病常识。定期复查、定期随访，了解病情是否稳定，是否在逐渐好转或恶化，以便及时制定或修改治疗方案。不要人云亦云，白花冤枉钱。

7 表面抗原抗体系统（HBsAg 和抗 -HBs）

● HBsAg 是机体感染 HBV 后最先出现的血清学指标。一般在血清中出现于感染后 1~2 个月，在症状期及转氨酶异常期达高峰，以后逐渐下降，一般维持 1~6 周，但约 5%~10% 的成人、90% 以上新生儿可超持续超过 6 个月，变成慢性 HBsAg 携带者。

HBsAg 阳性是 HBV 感染的一个指标，但他不是诊断乙肝的唯一依据，应按照临床症状和体征、肝功能的改变以及其他血清学标志物，并结合流行病学特征才能做出结论。

● 抗–HBs 是 HBsAg 刺激机体产生的一种特异性抗体，一般在感染后 4~5 个月出现，可持续数年甚至终生。抗–HBs 是乙肝唯一有效的保护性抗体，保护效果与抗体滴度成正比，它的出现标志着感染恢复、病毒清除、传染性消失和免疫力产生，也是考核乙肝疫苗免疫效果的指标。

8　核心抗原抗体系统（HBcAg 和抗 -HBc）

● HBcAg 主要在肝细胞核内合成，HBcAg 阳性表示存在病毒颗粒，具有传染性。

● 抗–HBc 是乙肝病毒核心抗原的总抗体，无保护作用，分为抗–HBc IgM 和抗–HBc IgG 两种。抗–HBc IgM 是 HBV 感染后的第一种应答抗体，是 HBV 急性或近期感染的重要标志，一般约持续 6 个月，以后逐渐消失，如果持续阳性，则表示体内病毒复制活跃，易转为慢性。抗–HBc Ig 下降、消失后，抗–HBc IgG 出现，它可在血清中长期存在，是 HBV 既往感染的标志。

9　e 抗原抗体系统（HBeAg 和抗 -HBe）

● HBeAg 阳性时，一般血清中 HBsAg 滴度较高，DNA 多聚酶及 HBV DNA 也阳性。HBeAg 阳性表示感染早期，HBV 在体内复制，传染性大。HBeAg 持续阳性则提示疾病预后不良，易发展成慢性。

● 大部分抗–HBe 在 HBeAg 消失后出现，表示 HBV 在体内复制减少或终止，传染性减弱或消失，病情开始恢复。但抗–HBe 不一定总在 HBeAg 消失后才出现，有变异的 HBV 感染，HBeAg 阴性，抗–HBe 可呈现阳性。

10 肝功能化验单全面解读

肝功能在临床上检查的目的在于探测肝脏有无疾病、肝脏损害程度以及查明肝病原因、判断预后和鉴别发生黄疸的病因等。目前，肝功能在临床上开展的试验种类繁多，不下几十种，但是每一种肝功能试验只能探查肝脏的某一方面的某一种功能，到现在为止仍然没有一种试验能反映肝脏的全部功能。因此，为了获得比较客观的肝功能结论，应当选择多种肝功能试验组合，必要时要多次复查。同时在对肝功能试验的结果进行评价时，必须结合临床症状全面考虑肝功能，避免片面性及主观性。

由于每家医院的实验室条件、操作人员、检测方法的不同，因此不同医院提供的肝功能检验正常值参考范围一般也不相同。在这里我们不再罗列每个项目的正常值参考范围，只就每个项目的中文名称、英文代码及有何主要临床意义作一介绍。

反映肝细胞损伤的项目

以血清酶检测常用，包括丙氨酸氨基转移酶（俗称谷丙转氨酶 ALT）、门冬氨酸氨基转移酶（俗称谷草转氨酶 AST）、碱性磷酸酶（ALP）、γ–谷氨酰转肽酶（γ–GT 或 GGT）等。在各种酶试验中，ALT 和 AST 能敏感地反映肝细胞损伤与否及损伤程度。各种急性病毒性肝炎、药物或酒精引起急性肝细胞损伤时，血清 ALT 最敏感，在临床症状如黄疸出现之前 ALT 就急剧升高，同时 AST 也升高，但是 AST 升高程度不如 ALT。而在慢性肝炎和肝硬化时，AST 升高程度超过 ALT，因此 AST 主要反映的是肝脏损伤程度。

在重症肝炎时，由于大量肝细胞坏死，血中 ALT 逐渐下降，而此时胆红素却进行性升高，即出现"胆酶分离"现象，这常常是肝坏死的前兆。在急性肝炎恢复期，如果出现 ALT 正常而 γ–GT 持续升高，常常提示肝炎慢性化。患慢性肝炎时如果 γ–GT 持续超过正常参考值，提示慢性肝炎处于活动期。

反映肝脏分泌和排泄功能的项目

包括总胆红素（TBil）、直接胆红素（DBil）、总胆汁酸（TBA）等的测定。当患有病毒性肝炎、药物或酒精引起的中毒性肝炎、溶血性黄疸、恶性贫血、阵发性血红蛋白尿症及新生儿黄疸、内出血等时，都可以出现总胆红素升高。直接胆红素是指经过肝脏处理后，总胆红素中与葡萄糖醛酸基结合的部分。直接胆红素升高说明肝细胞处理胆红素后的排出发生障碍，即发生胆道梗阻。如果同时测定 TBil 和 DBil，可以鉴别诊断溶血性、肝细胞性和梗阻性黄疸。溶血性黄疸：一般 TBil < 85 μmol/L，直接胆红素／总胆红素 < 20%；肝细胞性黄疸：一般 TBil < 200 μmol/L，直接胆红素／总胆红素 > 35%；阻塞性黄疸：一般 TBil > 340 μmol/L，直接胆红素／总胆红素 > 60%。

另外 γ–GT、ALP、5'–核苷酸（5'–NT）也是很敏感的反映胆汁淤积的酶类，它们的升高主要提示可能出现了胆道阻塞方面的疾病。

反映肝脏合成贮备功能的项目

包括前白蛋白（PA）、白蛋白（Alb）、胆碱酯酶（CHE）和凝血酶原时间（PT）等。它们是通过检测肝脏合成功能来反映其贮备能力的常规试验。前白蛋白、白蛋白下降提示肝脏合成蛋白质的能力减弱。当患各种肝病时，病情越重，血清胆碱酯酶活性越低。如果胆碱酯酶活性持续降低且无回升迹象，多提示预后不良。肝胆疾病时 ALT 和 GGT 均升高，如果同时 CHE 降低者为肝脏疾患，而正常者多为胆道疾病。另外 CHE 增高可见于甲亢、糖尿病、肾病综合征及脂肪肝。

凝血酶原时间（PT）延长揭示肝脏合成各种凝血因子的能力降低。

反映肝脏纤维化和肝硬化的项目

包括白蛋白（Alb）、总胆红素（TBil）、单胺氧化酶（MAO）、血清蛋白电泳等。当病人患有肝脏纤维化或肝硬化时，会出现血清白蛋白和总胆红素降低，同时伴有单胺氧化酶升高。血清蛋白电泳中 γ-球蛋白增高的程度可评价慢性肝病的演变和预后，提示枯否氏细胞功能减退，不能清除血循环中内源性或肠源性抗原物质。

此外，最近几年在临床上应用较多的是透明质酸（HA）、层黏蛋白（LN）、Ⅲ型前胶原肽和Ⅳ型胶原。测定它们的血清含量，可反映肝脏内皮细胞、贮脂细胞和成纤维细胞的变化，如果它们的血清水平升高常常提示患者可能存在肝纤维化和肝硬化。

反映肝脏肿瘤的血清标志物

目前可以用于诊断原发性肝癌的生化检验指标只有甲胎蛋白（AFP）。甲胎蛋白最初用于肝癌的早期诊断，它在肝癌患者出现症状之前 8 个月就已经升高，此时大多数肝癌病人仍无明显症状，这些患者经过手术治疗后，预后得到明显改善。现在甲胎蛋白还广泛地用于肝癌手术疗效的监测、术后的随访以及高危人群的随访。不过正常怀孕的妇女、少数肝炎和肝硬化、生殖腺恶性肿瘤等情况下甲胎蛋白也会升高，但升高的幅度不如原发性肝癌那样高。另外，有些肝癌患者甲胎蛋白值可以正常，故应同时进行影像学检查如 B 超、CT、磁共振（MRI）和肝血管造影等，以此增加诊断的可靠性。

值得提出的是 α-L-岩藻糖苷酶（AFU），血清 AFU 测定对原发性肝癌诊断的阳性率在 64% ~ 84% 之间，特异性在 90% 左右。AFU 以其对检出小肝癌的高敏感性，对预报肝硬化并发肝癌的高特异性，和与 AFP 测定的良好互补性，而越来越被公认为是肝癌诊断、随访和肝硬化监护的不可或缺的手段。另外血清 AFU 活惟测定在某些转移性肝癌、肺癌、乳腺癌、卵巢或子宫癌之间有一些重叠，甚至在某些非肿瘤性疾患如肝硬化、慢性肝炎和消化道出血等也有轻度升高，因此要注意鉴别。

另外在患有肝脏肿瘤时 γ–GT、ALP、亮氨酸氨基转肽酶（LAP）、5'–NT 等也常常出现升高。

> **肝功能是多方面的，同时也是非常复杂的。由于肝脏代偿能力很强，加上目前尚无特异性强、敏感度高、包括范围广的肝功能检测方法，因而即使肝功能正常也不能排除肝脏病变。特别是在肝脏损害早期，许多患者肝功能试验结果正常，只有当肝脏损害达到一定的程度时，才会出现肝功能试验结果的异常。同时肝功能试验结果也会受实验技术、实验条件、试剂质量以及操作人员等多种因素影响，因此肝功能试验结果应当由临床医生结合临床症状等因素进行综合分析，然后再确定是否存在疾病，是否需要进行治疗和监测。**

11　乙型肝炎化验单怎么看

在很多患者拿到自己的乙肝化验单时，都会一头雾水，毕竟化验单上的医学术语以及符号对于我们这些普通患者而言都太过专业了，为此有不少患者咨询到底乙肝化验单该怎么看呢？

乙肝化验单其实就是患者检查乙肝五项的结果单，主要包括 HBsAg（乙肝表面抗原）、HBsAb（乙肝表面抗体）、HBeAg（乙常见乙肝病毒标准物检测意义：

序号	表面抗原(HBsAg)	表面抗体(抗-HBS)	e抗原(HBeAg)	e抗体(抗-HBe)	核心抗体(抗-HBc)	病毒核酸(HBVDNA)	传染性	临床参考意义
①	+	−	+	−	+	+	有	乙肝或乙肝病毒携带
②	+	−	−	+	+	−	小	乙肝或乙肝表面抗原携带者
③	+	−	−	+	+	+	有	乙肝或乙肝病毒携带
④	−	+	−	−	−	−	无	乙肝疫苗接种后，已获得保护性免疫
⑤	−	+	−	−	+	−	无	乙肝病毒感染后（包括急性乙肝恢复期），已获得保护性免疫
⑥	−	−	−	−	+	−	无	既往感染过乙肝病毒

肝 e 抗原)、HBeAb（乙肝 e 抗体）和 HBcAb（乙肝核心抗体）五项指标。

通常情况下，在乙肝化验单中都会以"+""−"来表示五项指标的检查结果："+"代表阳性，"−"代表阴性。不同指标的阴阳组合代表着不同的临床意义。

温馨提示：

即使乙肝化验单上提示感染了乙肝，也不用过于惊慌，因为乙肝五项检查只能反映出乙肝病毒在体内存在的状态，而并不能代表病情的轻重程度，所以要想了解具体病情，还需要结合肝功能、HBV-DNA 等检查来综合判断。

12 慢性乙型肝炎的诊断

● 表现症状：60% 的患者有乏力、全身不适、食欲减退、恶心呕吐等非特异性常见症状。其他特异性的症状有：黄疸、门脉高压（可导致食道静脉曲张出血）、腹水、肝性脑病。

● 诊断指标：

◎ HBsAg 持续阳性 6 个月以上话；

◎ HBV– DNA 高于 10^5 拷贝 / 毫升；

◎ ALT 持续升高或反复升高。

13 HBV 感染者应该检查的项目

（1）谷丙转氨酶（ALT） 主要存在于肝细胞中。当肝脏发生炎症、坏死时，ALT 就会从肝细胞内大量释放入血，导致血清中 ALT 升高，因此 ALT 升高是判断肝细胞损害的一个敏感指标。

但是除了病毒性肝炎外，其他类型的肝炎或肝脏疾病，ALT 也会升高。

（2）肝组织病理学检查是"金标准"

● 明确诊断。

● 衡量肝脏炎症活动度。

● 衡量纤维化程度。

● 决定治疗方案，预测药物疗效。

什么是"澳抗"

"澳抗"的全称是澳大利亚抗原，它是乙型病毒性肝炎（简称乙肝）病毒免疫指标之一，亦叫做乙肝表面抗原（HBsAg），由于首先在澳大利亚发现，故称之为"澳抗"。

14 乙型肝炎的鉴别诊断

（1）药物性肝炎　特点为：①既往有用药史，已知有多种药物可引起不同程度肝损害，如异烟肼、利福平可致与病毒性肝炎相似的临床表现；长期服用双醋酚丁、甲基多巴等可致慢活肝；氯丙嗪、甲基睾丸素、砷、锑剂、酮康唑等可致淤胆型肝炎；②临床症状轻，单项 ALT 升高，嗜酸性粒细胞增高；③停药后症状逐渐好 ALT 恢复正常。

（2）胆石症　既往有胆绞痛史，高热寒战、右上腹痛、莫非征（Murphy 征）阳性，白细胞增高，中性粒细胞增高。

（3）原发性胆法性肝硬化　特点为：①中年女性多见；②黄疸持续显著，皮肤瘙痒，常有黄色瘤，肝脾肿大明显，ALP 显著升高，大多数抗线粒体抗体阳性；③肝功能损害较轻；④乙肝标志物阴性。

（4）肝豆状核变性（Wilson 病）　常有家族史，多表现有肢体粗大震颤，肌张力增高，眼角膜边缘有棕绿色色素环（K–F 环），血铜和血浆铜蓝蛋白降低，尿铜增高，而慢活肝血铜和铜蓝蛋白明显升高。

（5）妊娠期急性脂肪肝　多发生于妊娠后期。临床特点有：①发病初期有急性剧烈上腹痛，淀粉酶增高，似急性胰腺炎；②虽有黄疸很重，血清直接胆红素增高，但尿胆红素常阴性，国内报告此种现象也可见于急性重型肝炎，供参考；③常于肝功能衰竭出现前即有严重出血及肾功能损害，ALT 升高，但麝浊常正常；④B 型超声检查为脂肪肝波形，以助早期诊断，确诊靠病理检查。病理特点为肝小叶至中带细胞增大，胞浆中充满脂肪空泡，无大块肝细胞坏死。

（6）肝外梗阻性黄疸

如胰腺癌、总胆管癌、慢性胰腺炎等需鉴别。

15　乙型肝炎"三对半"检查

以前是"两对半"，后来增加了一个 HBcAb–IgM（核心抗体 IgM），成了三对，现在又出现了一个 Pre–S1（乙型肝炎病毒前 S1 抗原，简称 S1 抗原），"两对半"变成了"三对半"。

乙型肝炎病毒前 S1 抗原检测的意义主要有三个方面：一是对乙肝病毒感染作早期诊断；二是有利于对乙肝患者的病情作出判断；三是帮助患者进行药物选择和做预后判断。"两对半"检查的目的是诊断患者的感染状况、病毒复制情况、病程预后和药物疗效的观察等。前 S1 抗原的检测能够从五个方面弥补和加强"两对半"检测的不足：

（1）由于前 S1 抗原出现在急性乙型肝炎感染的最早期，在转氨酶升高前即可查出，所以它可作为早期诊断乙肝病毒感染的指标。

（2）急性乙肝患者前 S1 抗原阴转越早，预后越好，是病毒清除的最早迹象。反之，前 S1 抗原持续阳性，预示着感染将发展成慢性肝炎。

（3）抗HBe（＋）慢性乙肝约占慢肝的30-50%，检测前S1抗原阳性，提示病毒在机体内继续复制，此类患者更容易演变为肝硬化或肝癌。加查前S1抗原弥补了HBeAg的缺失造成的诊断和治疗困难。

（4）在HBV（嗜肝DNA病毒）无症状携带者中，有一定比例的抗HBe（＋）者，加查前S1抗原可反映病毒在体内还较活跃，提示病毒并没有清除，肝脏还有潜在的病理损伤的可能。

（5）抗病毒治疗乙肝，加查前S1抗原可作为治疗前的患者筛查（适应证）和治疗后的疗效判断，尤其对抗HBe（＋）的慢性乙肝患者抗病毒药物治疗的排查可起到重要作用（国外已有文献报道，前C区变异者不适宜用干扰素）。

所以，检验两对半，加查S1抗原可在急性肝炎、慢性肝炎、HBV无症状携带者和抗病毒治疗乙肝的诊疗过程中起到十分重要的作用。

16 乙型肝炎两对半检查前不需要空腹

只是单纯检查乙肝两对半，不必空腹；但如果还要做与代谢有关的检查，比如肝功能，就必须空腹，且前天晚上注意休息，不吃太油腻的食物。

乙肝两对半检查是一种化验试验，主要是检测体内的乙肝病毒抗原情况，也就是乙肝病毒及机体的反应情况，它是用来判断人体是否感染了乙肝病毒及粗略评估体内乙肝病毒的水平，所以乙肝两对半检查与代谢没有直接关系，进食不影响那些HBV抗原抗体的指标，即不影响检查结果的准确性。所以不需要空腹。

17　乙型肝炎两对半要多久检查一次

医生一般要求乙肝患者定期检查乙肝两对半，但这个定期是指多久呢？有没有一个时间概念，乙肝两对半多久检查一次比较好呢？乙肝两对半检查间隔时间不能过长，但过于频繁地检查也是没有意义的。一般建议每隔半年检查一次乙肝两对半。

乙肝病人或乙肝病毒携带者过于频繁的检查，对于临床治疗并无太大意义。一次乙肝病毒 DNA 检测需要花费 200 元左右，有的患者一年要化验乙肝病毒数十次，但是反复观察乙肝病毒 DNA 数值的变化，对于临床治疗并无太大意义。

目前，除了检查乙肝五项外，其他乙肝病毒指标多达 20 多种，如把这些项目都做一遍需要几千元。一般来说，如果患者没有进行特殊的抗病毒治疗，就没有必要频繁检查乙肝病毒指标和病毒变异指标，应根据每个病人的病情选择必须进行的检查。有的乙肝病毒携带者每隔一两个月就做一次 B 超检查，这么短的时间内，肝脏组织不会发生多大变化，所以过频的检查没有必要进行。

乙肝两对半有效遏制过度检查的关键在于规范和优化乙肝的诊断治疗方案。如何检测和随访，如何科学合理使用治疗乙肝有效药物等，同时标准应该尽可能细化。对于乙肝治疗可以采用抗病毒免疫疗法。如果针对病情合理用药，就没必须过频的检查，减少对肝脏的损伤。

乙肝两对半检查最好是半年检查一次，检查过于频繁不但浪费金钱，而且对乙肝患者的病情观察也并没有什么意义。

18 乙型肝炎两对半检查和 HBV DNA 检查的区别

乙肝两对半只能反映体内抗原抗体的携带模式及在一定条件下机体的免疫情况，为乙肝病毒感染提供间接证据。而 HBV DNA 的存在才是乙肝病毒感染的直接证据，是诊断的金标准。

当不能确信自己是否感染乙肝病毒并传染给周围的亲朋好友时，最好是在做乙肝两对半检查的基础上再申请 HBV DNA 检查，其结果不仅可以反映体内是否感染乙肝病毒、乙肝病毒的复制力及传染性，并能评价和监测抗病毒药物对慢性乙肝的疗效。

19 乙型肝炎两对半检查和肝功能检查的区别

乙肝两对半和肝功能检查区别一：检查指标不同。

（1）项目指标为乙肝五项，也即是：表面抗原（HBsAg）和表面抗体（抗 HBs 或 HBsAb）、e 抗原（HBeAg）和 e 抗体（抗 HBe 或 HBeAb）、核心抗体（抗 HBc 或 HBcAb）。

（2）肝功能常规检查项目指标为：谷丙转氨酶（ALT）、谷草转氨酶（AST）、谷草／谷（AST/ALT）、谷氨酰转移酶（GGP）、碱性磷酸酶（ALP）、总胆红素（TBILI）、直接胆红素（DBILI）、间接胆红素（IBILI）、总蛋白（TP）、白蛋白（ALB）、球蛋白（GLB）、白球比（ALB/GLB）、葡萄糖（GLU）、尿素氮（BUN）、肌酐（CRE）、乳酸脱氢酶（LDH-L）、肌酸激酶（CK）、总胆固醇（CHOL）、甘油三酯（TRIG）、尿酸（UA）。

肝功能检查的正常参考值：

项目	单位	正常参考值
谷丙转氨酶（ALT）	IU/L	1 ~ 38
谷草转氨酶（AST）	IU/L	8 ~ 40

续表

碱性磷酸酶（ALP）	IU/L	100 ~ 275
γ - 转肽酶（GGT）	IU/L	9 ~ 40
总胆红素（TBIL）	μ mol/L	4 ~ 20
直接胆红素（DBIL）	μ mol/L	0 ~ 7

乙肝两对半和肝功能检查区别二：临床意义不同。

（1）乙肝两对半检查意义在于：检查是否感染乙肝及感染的具体情况，区分大三阳、小三阳。

（2）肝功能是反映肝脏的生理功能，肝功能检查在于探测肝脏有无疾病、肝脏损害程度以及查明肝病原因、判断预后和鉴别发生黄疸的病因等。肝功能检查尤为对肝脏疾病，如肝炎，肝硬化等疾病的判断极为敏感和重要。

ALT（谷丙转氨酶）、AST（谷草转氨酶）、ALP（碱性磷酸酶）、GGT（γ - 转肽酶）、检测结果明显增高，反映肝功能异常（损害），TBIL（总胆红素）增高提示黄疸，由胆道梗阻所致。常见的原因有胆道结石、胆道蛔虫症、胆道肿瘤引起的胆道阻塞或胰头肿瘤压迫、侵犯胆总管所致。

20 cccDNA 的检测

● 乙型肝炎病毒（HBV）cccDNA 的全称是乙型肝炎病毒共价闭合环状 DNA（cccDNA），是乙型肝炎病毒基因组复制中间体 mRNA 和前基因组 RNA 的合成模板。

● cccDNA 是 HBV 持续感染的关键因素，是乙型肝炎病毒复制的"发动机"，也是抗病毒治疗结束后乙型肝是复发的主要原因，对于乙型肝炎病毒的复制以及感染状态的建立具有十分重要的意义。

● HBV cccDNA 是乙型肝是病毒复制最特异的指标，其灵敏性和准确性都要超过目前常用的 HBV DNA 检测。

●其监测被认为是目前评价抗 HBV 疗效或临床治愈的"金标准"。

21 如何诊断肝纤维化

（1）肝活检病理学检查　肝活检病理学检查是诊断肝纤维化的金标准，是明确诊断、衡量炎症活动度、纤维化程度以及判定药物疗效的重要依据。

（2）生化学检测　血清 HA、LN、PC Ⅲ、Ⅳ–C 可反映肝纤维化程度，特别是 HA 和 PC Ⅲ对早期肝纤维化的价值最高，同时也受肝脏炎症程度的影响。

（3）影像学检查　B 超对肝脏表面、肝脏回声、肝静脉、肝边缘和脾脏面积 5 项参数与肝纤维化分期有很好的相关性，但对 1 ~ 3 期较难区分。

肝纤维化需要综合诊断，生化和图像学检查仅供参考，即使肝穿刺也有一定的误差，因此应作动态观察定期复查以获得病情的进展情况。

肝纤维化与肝硬化既有联系又有区别，从病理上看，仅有弥漫性肝纤维沉积增加称肝纤维化，而弥漫性肝纤维化同时伴有肝小叶结构被破坏（形成肝再生结节）则为肝硬化。

● 从发病学看，肝纤维化是肝硬化的前期病变，是可逆的，而肝硬化是肝纤维化进一步发展的结果，是不可逆的（肝组织结构特别是血管结构破坏成为不可逆）。

● 从临床观察看，肝纤维化和肝硬化是连续的发展过程，两者不易截然分开，而肝纤维化一般不致肝功能障碍，但可有门静脉高压。

● 肝硬化是各种病因所致的肝脏慢性、进行性改变，其特点是一种或数种病因反复、长期损伤肝细胞，导致肝细胞变性和坏死，出现纤维组织弥漫性增生。

● 同时肝细胞再生，形成再生结节，正常肝小叶结构和血管遭到破坏，形成假小叶，即成肝硬化。

● 而肝纤维化的病理特点为汇管区和肝小叶内有大量的纤维组织增生和沉积，但尚未形成假小叶，肝纤维化进一步发展即为肝硬化。

22　怀疑患者发生肝癌的诊断

血清肿瘤标志物全套、B 超、肝肾功能等，必要时可进一步查 CT、磁共振等。

如肿瘤标志物甲胎蛋白（AFP）等进行性升高，B 超、CT 等提示存在占位性病变，必要时可行肝穿刺术获得病理学证据。

第五章

攻"毒"之战
——乙型肝炎主要的治疗方法

1 树立正确的治疗预期——乙型肝炎治疗"实话实说"

乙型肝炎治疗有四种特点。

可治性	难治性
慢性乙型肝炎完全可通过抗病毒疗法达到临床治愈目的，预防或推迟肝硬化的发生，并极大程度减少肝癌的发病率	目前用于临床的抗病毒药物只能抑制乙型肝炎病毒而不能将其彻底杀灭和清除
复发性	长期性
停药后，被抑制的乙肝病毒可能回到复制状态，使体内病毒迅速增加，造成疾病复发	乙肝的"难治性"和"复发性"，决定了乙肝的治疗是一场"持久战"

2 什么样的乙型肝炎需要治疗

有下列情况的乙肝需要治疗：
- 大三阳，转氨酶升高，HBV DNA 阳性黄；
- 小三阳，转氨酶升高，HBV DNA 阳性；
- 转氨酶正常，但肝穿提示炎症活动；
- HBV DNA 阳性；
- 肝硬化倾向或已有肝硬化。

3 掌握时机合理用药

- 免疫耐受期：大三阳，肝功能正常。定期检查随访。
- 免疫清除期：大三阳，肝功异常，ALT 100 以上。治疗原则：抗病毒治疗是关键。

● 病毒残留期：小三阳，DNA 阴性或阳性（低等量）。

● e抗原阴性的慢性乙型肝炎：小三阳，肝功能异常，DNA 阳性（高等量）。

HBV感染的自然史和治疗时机

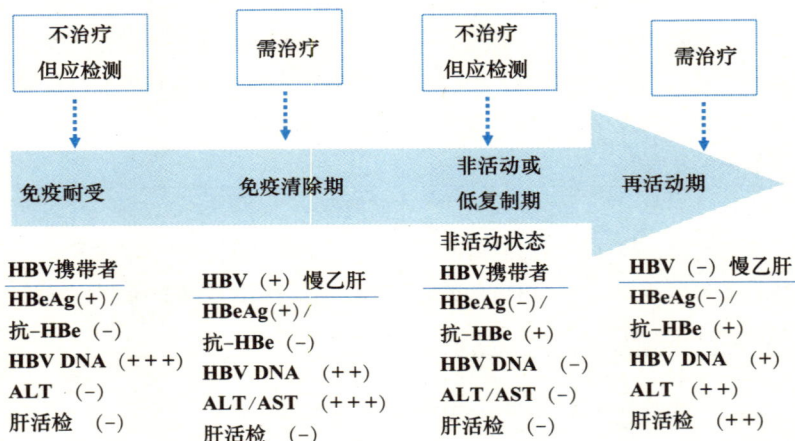

不治疗 但应检测	需治疗	不治疗 但应检测	需治疗

免疫耐受	免疫清除期	非活动或 低复制期	再活动期

		非活动状态	
HBV携带者	HBV （+）慢乙肝	**HBV携带者**	HBV （-）慢乙肝
HBeAg(+)/	HBeAg(+)/	HBeAg(-)/	HBeAg(-)/
抗–HBe （-）	抗–HBe （-）	抗–HBe （+）	抗–HBe （+）
HBV DNA （+++）	HBV DNA （++）	HBV DNA （-）	HBV DNA （+）
ALT （-）	ALT/AST （+++）	ALT/AST （-）	ALT （++）
肝活检 （-）	肝活检 （-）	肝活检 （-）	肝活检 （++）

4 关于乙型肝炎病毒携带者是否需要治疗

● 所有乙型肝炎病毒携带者目前都不建议治疗，这主要基于以下原因：

① 目前的抗乙肝病毒药物不能彻底治愈乙肝；

② 乙肝病毒携带者对抗病毒药物反应很差；

③ 乙肝病毒携带者即便不予治疗，预后依然很好。

● 但必须听从专科医师建议定期复查（生化、AFP、B 超等）。

5 治疗慢性乙型肝炎的目标

根据中国慢性乙型肝炎治疗指南，治疗慢性乙肝的目标是：

● 最大限度长期抑制或消除乙肝病毒；

● 减轻肝细胞炎症坏死及纤维化，延缓和阻止疾病进展；

● 减少和防治肝脏失代偿，肝硬化，肝癌及其并发症的发生，从而改善生活质量和延长存活时间。

● 治疗乙肝的方法很多，主要有：

  ◎ 抗病毒治疗；

  ◎ 抗炎保肝治疗；

  ◎ 抗纤维化治疗；

  ◎ 免疫调节治疗等。

6 抗病毒治疗是关键

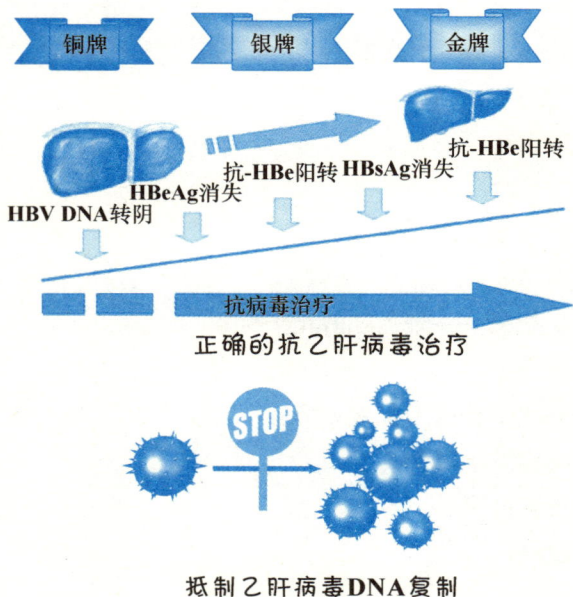

铜牌　银牌　金牌

抗-HBe阳转 HBsAg消失　抗-HBe阳转

HBeAg消失

HBV DNA转阴

抗病毒治疗

正确的抗乙肝病毒治疗

STOP

抵制乙肝病毒DNA复制

● 乙肝病毒的持续复制是乙肝发生、进展和恶化的罪魁祸首。

● 其他治疗乙肝的方法如抗炎保肝、抗纤维化等仅能缓解一些症状，而对乙肝病毒这个直接病因却"无能为力"。

7 抗乙型肝炎病毒的药物

·········· **抗乙肝病毒药物主要分为两类**：··········

☺ 干扰素类：普通干扰素和聚乙二醇干扰素

☺ 核苷（酸）类药物：我国上市的有4种：拉米夫定、阿德福韦酯、恩替卡韦、替比夫定。

传统药物——α–干扰素：
● 注射给药；
● 有效抑制病毒复制；
● 疗效相对持久；
● 不良反应发生率较高；
● 适用的人群窄 。

新一代干扰素——聚乙二醇化干扰素
● 注射给药；
● 疗效略优于普通干扰素；
● 不良反应发生率较高；
● 适用患者群窄；
● 价格较高。

拉米夫定
● 口服给药；
● 第一个核苷类似物，快速、持久抑制病毒复制，改善肝功能，延缓乙肝疾病进展；

● 安全性良好；

● 适合广泛的患者群，且用药经验丰富；

● 已被列入 2000 年和 2002 年国家基本药物目录；

● 价格易于患者接受，且列入 2004 年国家基本医疗保险药品目录；

● 是慢性乙肝抗病毒治疗的基础用药。

阿德福韦酯：

● 口服给药；

● 长期治疗耐药发生率低，可持续抑制病毒复制，疗效持续增加；

● 治疗对拉米夫定等其他口服抗病毒耐药的患者的疗效出色；

● 安全耐受；

● 价格易于患者接受。

恩替卡韦：

● 口服给药；

● 抗病毒作用强，治疗未接受过口服抗病毒治疗的患者耐药率低；

● 动物实验发现致癌性，对其长期治疗的安全性正在进行大规模临床研究；

● 价格较高。

替比夫定：

● 口服给药；

● 抗病毒作用较强；

● 与聚乙二醇化干扰素联合治疗的临床研究因出现严重不良反应而被中止。

8 长期抗病毒治疗很重要

● 目前的抗乙肝病毒药物只能抑制乙肝病毒复制。

● 抗病毒治疗要达到足够的治疗疗程，防止随意停药导致乙肝病毒重新活跃。

各种抗病毒药物并非特效药物，乙肝病毒变异后可产生耐药性。

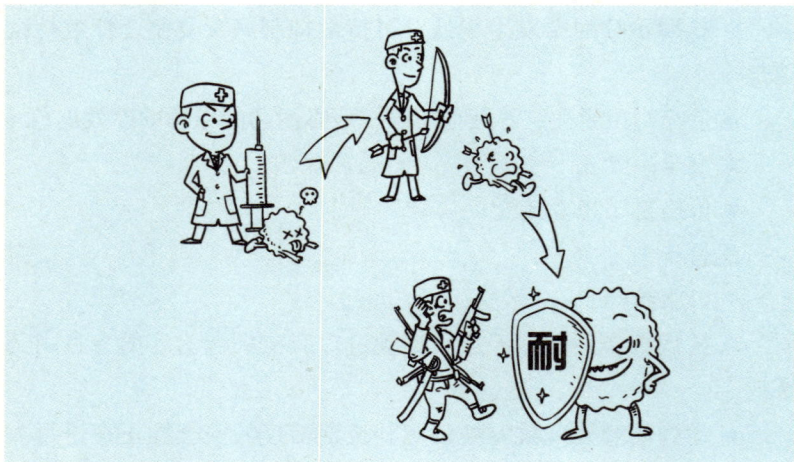

9 乙型肝炎治疗的三个误区

用药不当，不但不能起到治疗的效果，反而对肝功能有很大损伤。

误区一：偏听偏信、胡乱用药

乙肝患者治病心切，往往容易被虚假广告所引诱，这些肝病广告的常见骗术有：

● "拉虎皮，做大旗"："国家星火计划的转阴工程"、"全国肝病治疗中心"。

● 夸大疗效，吸引患者："大小三阳全部转阴"、"乙肝快速转阴"、"乙肝克星"。

● 恐吓、诱骗："大小三阳都要治，不治就成肝硬化"，"乙肝病毒携带者不能上大学"等。

● 盗用高科技名词："基因疗法"、"纳米技术"。

误区二：一味追求"转阴"，预期过高

● 乙肝彻底转阴，一个美好却难以实现的目标。

◎ 目前还没有可以使乙肝彻底转阴的特效药。

◎ 无论是自然状态下还是药物治疗，慢性乙肝的转阴率均不高。

● 乙肝治疗应考虑综合指标，不可一味追求"转阴"。

◎ 目前常用的抗病毒疗效指标是 HBV DNA 和 HBeAg 阴转、ALT 等。

◎ 表面的"转阴"不等同于"治愈"，乙肝病毒指标检测不出，不等于其彻底清除。

◎ 乙肝病毒会发生变异，暂时的"转阴"后又可能"转阳"。

◎ HBsAg 阳性并非一定要治疗。

误区三："见好就收"，盲目停药

● 慢性乙肝的抗病毒治疗是一场"持久战"，只有持续抑制病毒复制，才能有效控制病情，并降低肝硬化、肝癌的风险。

● 盲目停药会造成病情反复甚至加重。

● 反复停药还可能增加乙肝病毒耐药概率，影响后续治疗。

10 选择治疗方案要考虑到生育问题

抗病毒治疗存在潜在的致畸作用，用药期间不宜怀孕。

在抗病毒治疗停药后 6 个月以上怀孕。

核苷类似物抑制病毒能力强，但没有固定疗程，必须长期用药，停药又会面临耐药变异的问题，不停药又不能怀孕。

所有核苷类似物都没有做过孕妇的临床试验，从伦理上也是不允许做。

有生育需求者首选干扰素治疗。

11 不同药物抑制病毒的能力比较

这是一张不同核苷类药物治疗 HBeAg 阳性患者 48 周降低病毒能力的比较图，图中数据来自不同的临床研究。博路定降病毒能力最强,治疗 48 周,HBV DNA 较基线水平下降 6.9log;替比夫定、拉米夫定其次；阿德福韦酯最弱，平均较基线水平下降 3.6log。

不同药物抵制病毒的能力比较

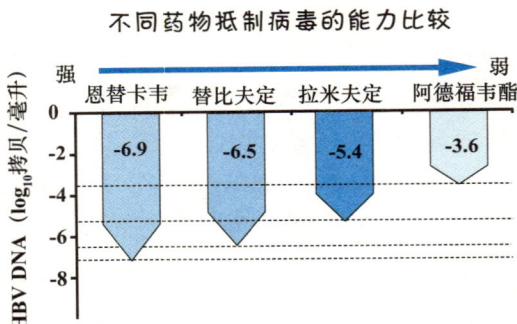

12 怎样知道乙型肝炎病毒发生了耐药

乙型肝炎病毒耐药 是由于乙肝在抗病毒治疗过程中乙肝病毒（HBV）的结构发生了改变，原本对它有效的药物失去了作用，从而导致药物的治疗效果下降，疾病反弹。

如果发生耐药一般出现这几种情况：

病人 HBV 症 DNA 水平原来下降的现在又升高了［HBV DNA

水平反弹，一般在（1×10^3）~（1×10^6）拷贝／毫升之间，称为基因耐药]。转氨酶上升了（HBV DNA 水平上升至 1×10^6 拷贝／毫升以上，称为临床耐药），病人出现各种临床症状，如恶心呕吐等。

从病毒变异到临床耐药是一个逐渐发生的过程。病人在治疗过程中至少每 3 个月到医院检测一次，及时发现耐药，及时更改治疗方案，才能达到持续抑制乙肝病毒的目的。

13　解决耐药问题合理使用最关键

（1）多药耐药导致疗效下降，无药可用：应该避免单药序贯治疗及频繁更换药物。

（2）选择正确的治疗对象和时机可以降低耐药发生：很多专家认为年轻的乙肝患者，初次转氨酶升高,特别是超过 5 倍上限时，不要马上开始治疗，可以观察 1~3 个月，看是否会发生自发性病毒清除及血清学转换，这样既可以避免长期治疗带来的耐药问题，也可以避免不必要的医疗资源浪费。

（3）初治患者联合用药要谨慎：关于初治患者是单药治疗还是联合治疗仍然是争论的焦点。多数学者认为，抗 HBV 的药物与抗 HIV 的药物不同，一种药物即可以非常有效地抑制病毒且耐药性较低，因此不主张初始即联合治疗。

（4）选择新型抗病毒作用强且耐药性低的药物 。

（5）治疗后规范管理是降低耐药性发生的重要保障：耐药性多发生在治疗后应答不良的患者中,因此治疗后的定期随访至关重要。

耐药基因屏障越高，耐药发生的概率越低

低耐药屏障的药物：1道抵抗病毒变异的屏障：拉米夫定、阿德福韦酯、替比夫定。耐药屏障的药物：3道抵抗病毒变异的屏障：恩替卡韦。

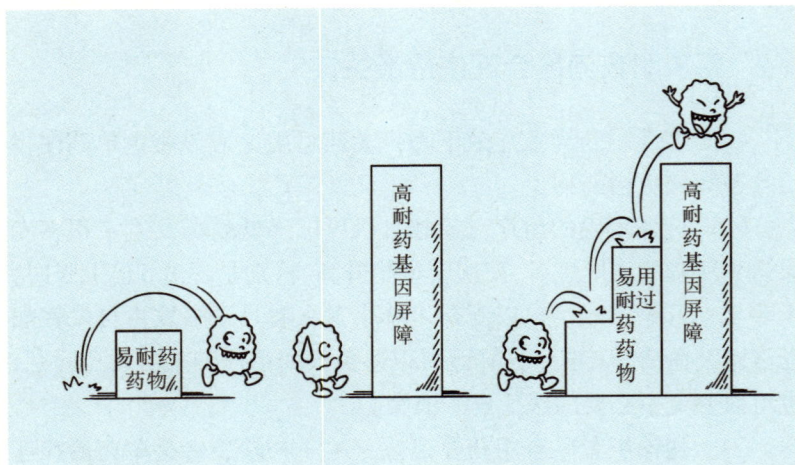

14 急性乙型肝炎患者的治疗

（1）原则

- 早发现，早治疗，以对症、支持治疗为主；
- 充分休息，合理饮食，忌烟酒；
- 避免服用损害肝脏的药物；
- 避免病情发展成重症肝炎或慢性肝炎。

（2）具体措施　早期严格卧床休息最为重要，症状明显好转可逐渐增加活动量，以不感到疲劳为原则，治疗至症状消失，

隔离期满，肝功能正常可出院。经 1 ~ 3 个月休息，逐步恢复工作。

饮食以合乎患者口味，易消化的清淡食物为宜。应含多种维生素，有足够的热量及适量的蛋白质，脂肪不宜限制过严。如进食少或有呕吐者，应用 10% 葡萄糖液 1000 ~ 1500ml 加入维生素 C 3g、肝太乐 400mg、普通胰岛素 8 ~ 16U，静脉滴注，每日 1 次。也可加入能量合剂及 10% 氯化钾。热重者可用茵陈胃苓汤加减；湿热并重者用茵陈蒿汤和胃苓合方加减；肝气郁结者用逍遥散；脾虚湿困者用平胃散。有主张黄疸深者重用赤芍有效。一般急性肝炎可治愈。

15 慢性肝炎的治疗

主要包括抗病毒复制、提高机体免疫功能、保护肝细胞、促进肝细胞再生以及中医药治疗、基础治疗及心理治疗等综合治疗。因病情易反复和 HBV 复制指标持续阳性，可按情况选用下列方法：

> 治疗慢性乙肝，预防耐药至关重要。
>
> 乙肝治疗中，耐药的发生将带来药物失效、病情恶化的直接后果，并且，对耐药的补救会导致多种药物耐药及治疗成本增加的困境。

★ **抗病毒治疗**

对慢性 HBV 感染，病毒复制指标持续阳性者，抗病毒治疗是一项重要措施。目前抗病毒药物，效果都不十分满意。应用后可暂时抑制 HBV 复制，停药后这种抑制作用消失，使原被抑制的指标又回复到原水平。有些药物作用较慢，需较长时间才能看到效果。由于抗病毒药物的疗效有限，且仅当病毒复制活跃时才能显效，故近年治疗慢性乙型肝炎倾向于联合用药，以提高疗效。

（1）干扰素　干扰素（Interferons，IFN）是目前公认的对HBV复制有一定作用的药物。其作用机制为：①阻断病毒繁殖和复制，主要通过抗病毒蛋白（AVP），导致mRNA裂解，阻止HBV复制；②诱导受感染肝细胞膜Ⅰ类MHC抗原表达。促进Tc细胞的识别和杀伤效应。目前临床主要采用基因工程干扰素，包括干扰素α-1b、α-2a、α-2b。①重组干扰素α-2b（干扰能，Intron A）：每次300万U，肌内注射，每日1次连用1周后改为隔日1次，疗程3～6个月。HBeAg及HBV-DNA转阴率可达30%～70%，抑制HBV复制效果肯定。但绝大多数仍HBeAg持续阳性，可能与HBV DNA整合有关。②α1型基因工程干扰素（干扰灵）：每次200万～600万U，肌内注射，每日1次，疗程2个月，近期HBeAg转阴率55%。

干扰素的疗效，各家报告不一，HBeAg阴转率一般在40%～50%。为了提高疗效，有用皮质激素撤除后再用干扰素，但需注意病情较重的慢活肝忌用，否则可使病情恶化。对认为由前C基因突变的HBV感染者，即抗-HBe阳性、HBV-DNA阳性的慢性肝炎，采用大剂量干扰素，疗效不理想。β及γ-干扰素对HBV复制疗效不如α-IFN。

影响干扰素疗效的因素：

①轻度优于中度；②女性较男性疗效好；③ALT增高者疗效优于ALT正常者；④HBsAg、HBeAg、HBV-DNA效价低者疗效较好；⑤未用过抗病毒药物和免疫抑制剂者疗效较用过无效者好；⑥剂量与疗程，大剂量与长疗程者似较好。

副作用与疗程长短、剂量大小有关。最常见是"流感样症候群"，表现为畏寒、发热、头痛、全身酸痛、乏力等。但继续应用或减量后常逐渐减轻。多为一过性发热，常见于首剂，未发现和疗效的关系。也可引起白细胞减少、血小板减少等，停药后常自然恢复，不能影响治疗。目前多认为与其他抗病毒药或免疫调节药联用、可能提高疗效。

（2）口服抗病毒药物 口服抗病毒药物以拉米夫定为代表，在中国上市十几年，积累了丰富的经验。研究证实服用拉米夫定3年可使肝癌，肝硬化的发生减少50%。由于乙肝的治疗目的是最大限度的减少疾病进展，所以要长期坚持抗病毒治疗。

········**目前选择乙肝治疗的口服抗病毒药物时专家推荐的"三少原则"**:····

① 选择有临床数据能延缓疾病进展的药物（即能减少肝硬化、肝癌的发生）；

② 选择安全性好的药物；

③ 选择花费少的药物；

应综合考虑以上三个因素，选择能够同时符合以上三条原则的药物。

★ **免疫调节药**（目的在于提高抗病毒免疫）

① 胸腺肽：增强 T 细胞活性。用法为每日 10 ~ 20mg，肌内注射或静脉滴注，疗程 2 ~ 3 个月。

② 白细胞介素 2（IL-2）能刺激免疫效应细胞增殖及诱生 γ-干扰素。用法为每日 1000 ~ 2000U，肌内注射，每日 1 次，疗程 28 ~ 56 日。部分患者 HBeAg 转阴。

③ 淋巴因子激活性杀伤细胞（简称 LAK 细胞），系用淋巴因子（如 IL-2 和 γ-IFN）刺激其前体细胞而得。国内报告可

使部分患者 HBeAg 及 HBV DNA 转阴。

★ **保护肝细胞药物**

① 益肝灵：由水飞蓟草种子提取的黄体苷，可稳定肝细胞膜，促进肝细胞再生。用法为每次 2 片、每日 3 次，疗程 3 个月。

② 强力宁：自甘草中提取的甘草甜素，对四氯化碳中毒性肝损害有效，对肝炎治疗，以降酶作用较好，停药后有反跳。现有同类产品甘利欣注射液，经研究降酶效果优于强力宁。用法为 150mg 加入 10% 葡萄糖液静脉滴注，每日 1 次，疗程 1 ~ 2 个月，注意对心、肾功能衰竭、严重低血钾、高钠血症禁用。孕妇及婴幼儿不宜用。

③ 齐墩果酸片：用法为 80mg，每日 3 次服用，疗程 3 个月。

④ 联苯双酯，用法为 15 ~ 25mg，每日 3 次服用，转氨酶正常后减量维持，疗程 6 个月。均有降酶作用。

16 重型肝炎的治疗

及早发现、及早治疗有再恢复的可能，但相当数量的病人预后不良。病人应绝对卧床，避免并去除诱发肝昏迷的诱因，预防和控制感染，及时救治出血，加强对症支持疗法。有条件者应考虑肝脏移植手术。

17 无症状 HBsAg 携带者的治疗

凡有 HBV 复制指标阳性者，适用抗病毒药物治疗，首选 α–IFN。

总之，乙型肝炎抗病毒治疗，经药物研究指出，其关键在于药物能否抑制 HBV 的超螺旋共价闭合环形 DNA（ccc DNA），而现有抗病毒药对肝细胞核中病毒 cccDNA 无作用，故停药后

cccDNA 重新工为病毒复制中转录的模板，病毒复制。近来肝炎的生物靶向治疗有报道，反义核糖核酸可封闭病毒复制的关键编码基因，这种基因水平的靶向治疗可能给乙肝治疗带来新的希望。所以乙肝治疗还需注重对症支持疗法，中西药物综合治疗。小三阳也就是说乙肝病毒携带者是不存在传染性的。

HBV携带者的处理原则

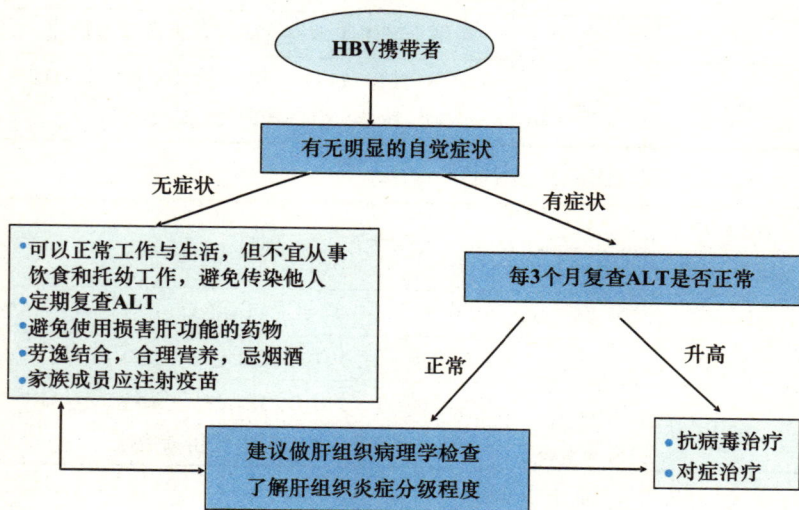

18 "保肝""降酶"的作用到底有多大

- 各种"保肝"、"降酶"治疗措施，仅起到恢复肝功能的作用，但不能抑制乙肝病毒的复制。
- 治"标"不治"本"：慢性乙肝是乙肝病毒（HBV）感染引起的，感染后 HBV 会在体内不断进行复制，导致疾病发生，所以抗病毒才是治疗乙肝的关键。

19 什么时候开始抗病毒治疗

如果你的 HBeAg 呈阳性：

HBV DNA （拷贝/毫升）	ALT （XULN）	项目
$\geqslant 10^5$	$\geqslant 2$	需要抗病毒治疗
$\geqslant 10^5$	< 2	应结合肝组织学检查决定是否抗病毒治疗
$< 10^5$	—	应监测病情，如 HBV DNA 持续阳性，且 ALT 异常，也应考虑抗病毒治疗

如果你的 HBeAg 呈阴性

HBV DNA （拷贝/毫升）	ALT （XULN）	项目
$\geqslant 10^4$	$\geqslant 2$	需要抗病毒治疗
$\geqslant 10^4$	< 2	应结合肝组织学检查决定是否抗病毒治疗
$< 10^4$	—	应监测病情，如 HBV DNA 持续阳性，且 ALT 异常，也应考虑抗病毒治疗

如果你是肝硬化患者：

● 代偿期乙型肝炎肝硬化患者

HBeAg（+）：HBV DNA $\geqslant 10^5$ 拷贝/毫升，ALT 正常或升高；

HBeAg（-）：HBV DNA $\geqslant 10^4$ 拷贝/毫升，ALT 正常或升高。

● 失代偿期乙型肝炎肝硬化患者

HBV DNA 阳性，ALT 正常或升高。

20 干扰素治疗有哪些优点和缺点

干扰素是通过调节机体免疫力达到治疗目的的。

优点：疗程固定。

缺点：

- 为注射制剂，使用不方便；
- 降病毒能力不；
- 副作用较大；
- 禁忌证较多；
- 耐受率低。

21 核苷类药物治疗有哪些优点和缺点

核苷类药物直接抑制病毒复制

优点：

- 降病毒快速、强效；
- 为口服制剂，使用方便；
- 不良反应少。

缺点：

- 有耐药性；
- 疗程不确定。

22 明确治疗目标选择药物

选择正确的药物，首先要明确治疗目标

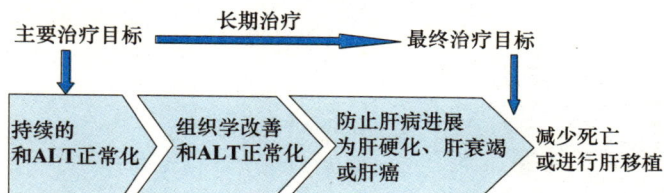

理想的抗病毒药物：

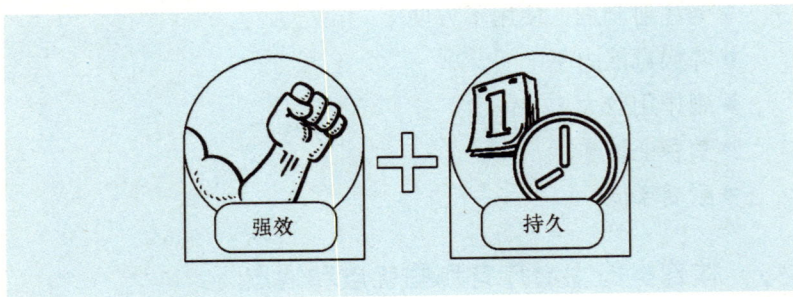

| 强效 | + | 持久 |

23 治疗过程中如何监测疗效

检测项目	时间
生化学指标：ALT、AST	治疗开始后每月检查 1 次，连续 3 次，以后随病情改善可每 3 个月检查 1 次
病毒学检测：HBsAg、HBeAg、抗 –HBe 、HBV DNA	治疗开始后每 3 个月检查 1 次
其他指标	根据需要进行检查

24 治疗结束后如何随访

治疗结束后，不论有无治疗应答，都必须遵循：

**ALT 、AST
血清胆红素（必要时）
HBV血清学标志
HBV DNA**

半年内：至少每2个月检测1次

以后每3～6个月检测1次

至少随访12个月

如有病情变化，应缩短随访间隔

25 保肝药

保肝药物具有保护肝细胞避免受到损害的药物。是治疗各种肝炎最常用的药物。可分为降酶药、退黄药、调节蛋白质代谢药、非特异性抗炎药等。

甘草酸单铵	具有类似肾上腺皮质激素的作用，抗过敏、抗炎、免疫调节、保护肝细胞。肝炎病人应用后常可改善症状，改善肝功能，肝组织学也可有改善。使用时应注意监测血钾及血压
甘草酸二铵	如甘利欣等，保护细胞膜，减轻肝细胞损伤
水飞蓟素	为菊科植物水飞蓟的种子脱脂后分离出的总黄酮苷。对药物、毒物等引起的肝损伤均具有不同程度的保护和治疗作用
联苯双酯	是从中药五味子中提取的药物。降低肝炎患者血清丙氨酸转移酶的作用，停药后容易反弹，不宜首选使用
熊去氧胆酸	能降低胆汁中胆固醇及胆固醇酯的量，有利于结石中胆固醇的溶解
还原型谷胱甘肽	具有解毒和保护肝细胞的作用
葡醛内酯	是肝脏解毒的重要物质之一。凡含有羟基、羧基的均可在肝内与葡萄醛酸结合而被解毒，故可通过解毒作用而防止毒物对肝脏的损伤
去氢胆酸	可以使肝血流量增加，促进肝细胞代谢，刺激肝细胞，使胆汁水分增加，胆汁分泌量增多，使胆道畅通，消除胆汁淤滞
腺苷蛋氨酸	是一种存在于人体组织和体液中的生理活性分子，可以促进结合胆红素排泄，有利胆和护肝作用

硫普罗宁	解毒药物，并能促进肝细胞再生，促进重金属由体内经多种代谢途径排出
还原型谷胱甘肽	通过巯基加速体内自由基的排泄，保护肝脏合成、解毒等功能，促进胆汁代谢，激活三羧酸循环，促进蛋白质、脂肪和糖的代谢
多烯磷脂酰胆碱	保护肝细胞及对磷脂有依赖的酶系统，改善脂肪代谢、蛋白质代谢和解毒功能，防止肝细胞坏死和肝纤维再生

26 退黄疸的药物

退黄的西药：

1.4–丁二磺酸腺苷蛋氨酸（思美泰）	可作为胆汁淤积的首选药物
门冬氨酸钾镁	可用于急性黄疸性肝炎、病毒性肝炎伴高胆红素血症
N–乙酰半胱氨酸（阿思欣泰）	降低胆红素机制可能与维持或恢复谷胱甘肽水平及改善血流动力学和氧输送能力，扩张微循环相关
熊去氧胆酸（优思弗）	常用于慢性肝炎、淤胆性肝炎、肝硬化、原发性胆汁性肝硬化及原发性硬化性胆管炎
茴三硫（胆维他）	常用于病毒性肝炎、肝硬化等
消胆胺	主要用于胆汁淤积性肝病
苯巴比妥（鲁米那）	是长效镇静催眠剂，但能诱导二磷酸葡萄糖醛酸转移酶，促使胆红素的排泄，临床可对顽固性黄疸患者短期使用，肝脏严重损伤者禁用

心态影响病情
——树立正确的观念和战胜乙型肝炎的信心

第六章

1 乙型肝炎患者比正常人会面临更多的生活挑战

乙型肝炎患者会面临各种正常人不会面临的问题：

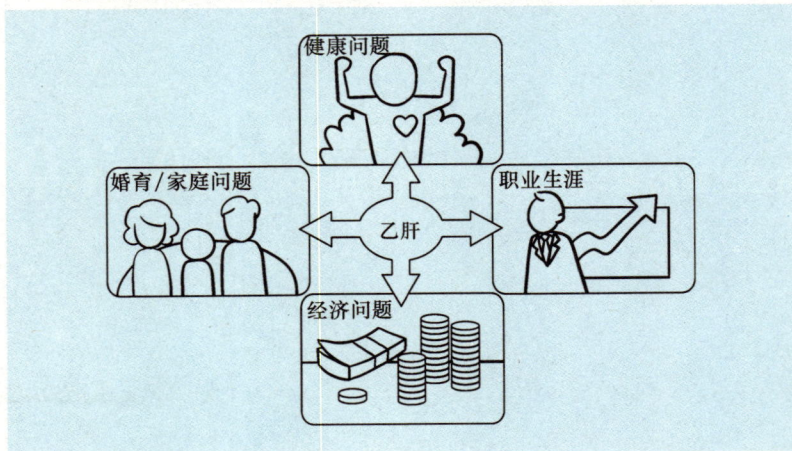

2 学会面对焦虑

焦虑情绪人人都有，一件事情过了以后就过去了，不会受情绪的困扰。焦虑症的患者为什么老是处于焦虑状态？因为想的非常多，联想太丰富，而且联想都是那种负性的不好的结果所以导致不安，好的事情就开心了，不好的结果就反复在想，而且总是追究那个万一要是转变成肝硬化怎么办，万一我转成了肝癌怎么办，总是考虑这些东西。控制不了焦虑的情绪反应这个就要注意了。

还有一个问题，身体的反应比如失眠的反应、心血管的反应，特别是慢性疼痛，身体不舒服的感受，这些特殊反应长期存在的话肯定是一种反应方式，在身体上反映出来了。

我们再怎么通过现在的科学先进医学仪器检查，你查不出来，但是焦虑症病人很痛苦，这个方面要引起重视。

3 乙型肝炎常与抑郁相伴而来

抑郁被称为心理的"感冒",几乎每个人都会抑郁。没有人可能在一生中从来不抑郁的,永远的乐天派不过是人们的幻想。大部分抑郁的情绪都是可以自我排遣的,但是程度较重、时间较长的抑郁可能是因为你得了"抑郁症"。

乙肝患者常见的抑郁表现有:

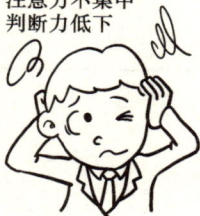

注意力不集中
判断力低下

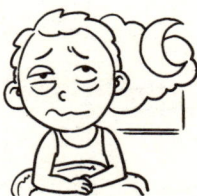

睡眠障碍

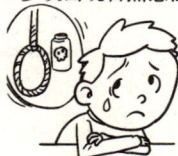

多次出现自然想法

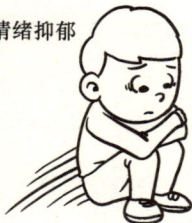

情绪抑郁

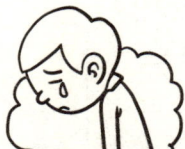

负疚感,无价值感

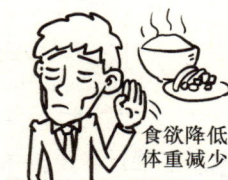

食欲降低
体重减少

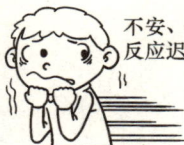

不安、焦虑
反应迟钝

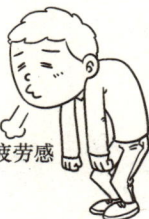

疲劳感

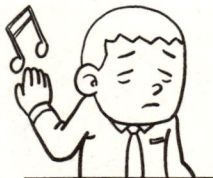

乐趣减少

⚡ 走过风雨再现彩虹——从容应对乙型肝炎的心理问题

换个角度看问题，发现生活的精彩：闷闷不乐，也是一天，快快乐乐也是一天，看看下面这个故事，生活原来可以不同。

——跳楼后看到了什么？

一个从10层楼房的屋顶跳下的人，看到了人生不同的侧面

10楼 看到平时恩爱的小·张夫妇正在打架

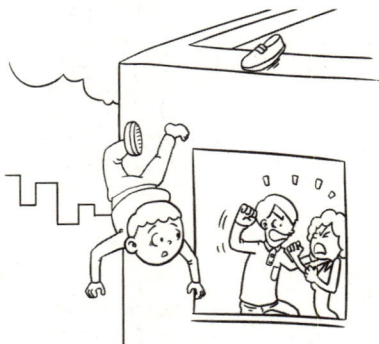

9楼 看到平时坚强的小·王正在偷偷哭泣

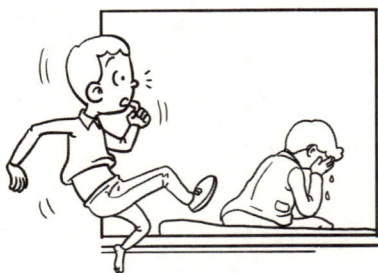

8楼 小·李的未婚夫正在跟最好的朋友上床

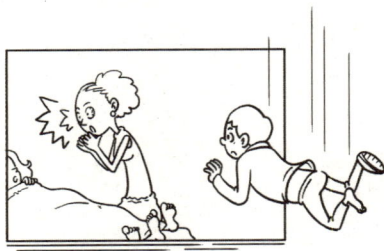

7楼 小·孙正在吃抗抑郁药物

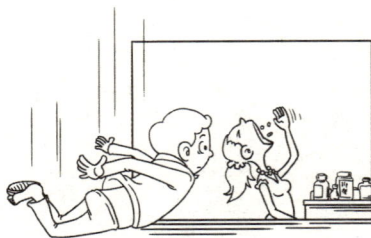

——树立正确的观念和战胜乙型肝炎的信心

6楼 失业的小·赵正在狂看招工广告

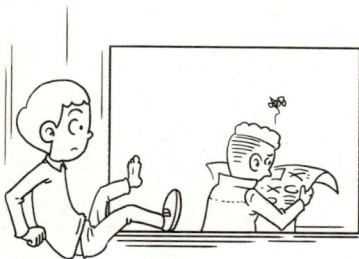

5楼 受人尊敬的钱老师正在偷穿老婆的内衣

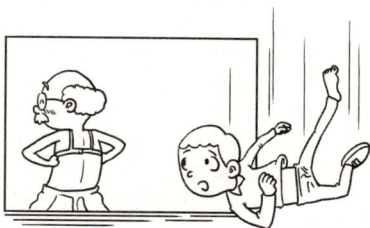

4楼 小·周正在跟自己的新男友闹分手

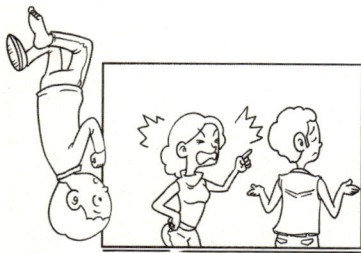

3楼 年老的郑大爷盼着自己的子女看望他

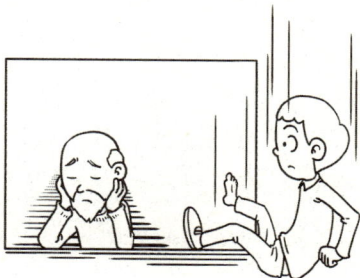

2楼 阿美正在看着自己结婚3个月就失踪的老公照片

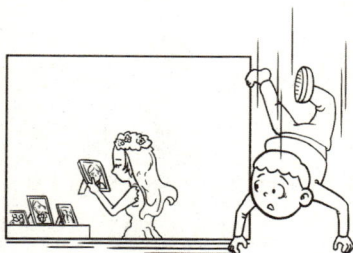

1楼 后悔跳楼了

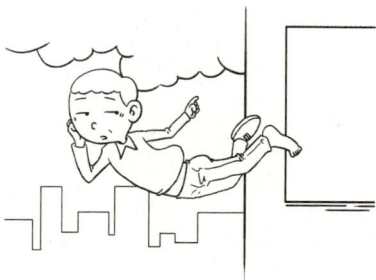

在跳楼之前认为自己是世界上最倒霉的人。

比跳楼者更不幸的人大有人在。

看完他们之后觉得自己过得还不错。

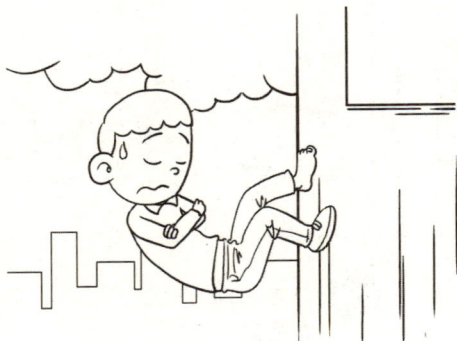

● 没有人永远一帆风顺

● 每个人都有不为人知的困境、困惑和难处

● 跳楼之后再醒悟为时晚矣

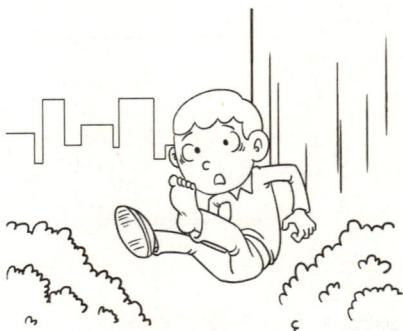

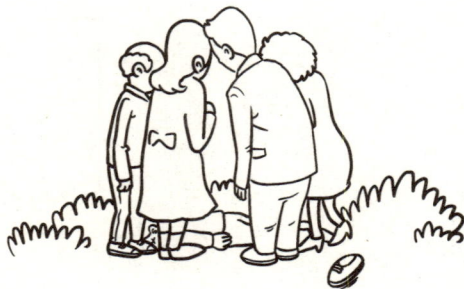

● 别人看了跳楼的人，也会觉得自己过得还不错

——树立正确的观念和战胜乙型肝炎的信心

　　别人看了跳楼的人，也会觉得自己过得还不错。乙肝本身并不是绝症，也并不是每个乙肝都会演变成肝硬化或者肝癌，树立积极的心态对战胜乙肝才是上策。

5　全方位多角度安排自己的生活

■ 不要孤注一掷

■ 互相增强自尊心

■ 安慰和支持

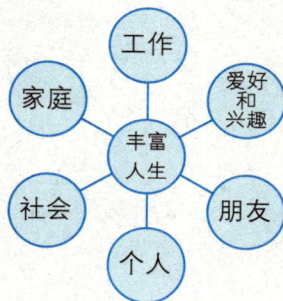

第七章

吃出健康
——乙型肝炎患者的饮食调养

1 乙型肝炎患者的饮食禁忌

忌辛辣	辛辣食品易引起消化道生湿化热，湿热夹杂，肝胆气机失调，消化功能减弱。故应避免食用辛辣之品
忌饮酒	酒精的90%要在肝脏内代谢，酒精可以使肝细胞的正常酶系统受到干扰破坏，所以直接损害肝细胞，使肝细胞坏死。患有急性或慢性活动期肝炎的病人，即使少量饮酒，也会使病情反复或发生变化
忌食加工食品	少吃罐装或瓶装的饮料、食品。这是由于罐装、瓶装的饮料、食品中往往加入防腐剂，对肝脏或多或少都有毒性
忌乱用补品	膳食平衡是保持身体健康的基本条件，如滋补不当，脏腑功能失调，打破平衡，会影响健康
忌过多食用蛋白饮食	对于病情严重的肝炎病人来说，由于胃黏膜水肿、小肠绒毛变粗变短、胆汁分泌失调等，使人消化吸收功能降低。如果吃太多蛋、甲鱼、瘦肉等高蛋白食物，会引起消化不良和腹胀等病症
忌高铜饮食	肝功能不全时不能很好地调节体内铜的平衡，而铜易于在肝脏内积聚。研究表明，肝病患者的肝脏内铜的储存量是正常人的 5～10 倍，患胆汁性肝硬化患者的肝脏内铜的含量要比正常人高 60～80 倍。肝脏内存铜过多，可导致肝细胞坏死，同时，体内铜过多，可引起肾功能不全。故肝病病人应少吃海蜇、乌贼、虾、螺类等含铜多的食品

2 不要盲目忌口

民间向来就有患病要忌口的说法，不少人道听途说，轻信乙肝患者不能吃鸡肉、羊肉、鱼肉等。不少乙肝患者列出长长一条"忌食"单。结果这也不吃，那也不吃，胡乱忌口，这样他们无法得到营养，几年下来，抵抗力下降，不利于疾病的康复。还有些患者为了治疗肝病，天天"进补"，结果出现严重的脂肪肝。这些都是不正确的观念带来的不良后果。

实际上，乙肝患者的饮食没有太多的特殊要求，基本原则是综合营养，水果、蔬菜、肉类、豆制品都需要，但要尽量少吃辛辣刺激和油炸的食品。

3 "大三阳"患者可以放心吃柚子

柚子是我国南方特有的一种水果食品，柚子味道清香，酸甜，营养丰富，药用价值较高，是医学界公认的最具食疗效益的水果。因此，乙肝大三阳患者是可以吃柚子的。

柚子茶作为饭后保健不可缺少的食物之一，具有健胃、润肺、补血、清肠、利便、清热化痰、健脾消食、增强体质免疫力等功效。因此可以说，对于乙肝大三阳具有明显肝功能异常表现者，柚子可谓是饮食调理不可缺少的一种食物。

乙肝患者可以吃柚子，柚子清香、酸甜、凉润，营养丰富，是人们喜食的名贵水果之一。柚子营养价值很高，含有非常丰富的蛋白质、有机酸、维生素以及钙、磷、镁、钠等人体必需的元素，这是其他水果所难以比拟的。每 100 克柚子含有 0.7 克蛋白质、0.6 克脂肪、57 千卡热量。

由于柚子含有生理活性物质皮苷，所以可降低血液的黏滞度，减少血栓的形成，故而对脑血管疾病，如脑血栓、中风等也有较好的预防作用。而鲜柚肉由于含有类似胰岛素的成分，更是糖尿病患者的理想食品。

4 肝炎病人忌吃大蒜

在日常生活中，有不少人认为，大蒜有抗菌抗病毒作用，于是，用吃大蒜预防肝炎，甚至有人在患肝炎后仍然每天吃大蒜。这种做法，对肝炎病人极为不利。

药理研究表明，大蒜含有挥发性大蒜辣素，对痢疾杆菌、伤寒杆菌、副伤寒杆菌、结核杆菌、白喉杆菌、大肠杆菌、绿脓杆菌、金黄色葡萄球菌、脑膜炎双球菌、霍乱弧菌等，均有抗菌作用。此外，对立克次体、阿米巴原虫、阴道滴虫及某些致病性真菌也有抑制作用。但到目前为止，还未见有大蒜抗肝炎病毒和大蒜治病毒性肝炎的报道。相反，大蒜的某些成分对胃、肠还有刺激作用，可抑制肠道消化液的分泌，影响食欲和食物的消化，可加重肝炎病人厌食、厌油腻和恶心等诸多症状。据研究表明，大蒜的挥发性成分，可使血液中的红细胞和血红蛋白等降低，并有可能引起贫血及胃肠道缺血和消化液分泌减少。这些均不利于肝炎的治疗。

5 菌类对乙型肝炎患者有药用价值

在众多菌类植物中，有很多的品种都在现代医学上占有一席之地，具有很高的药用价值。这些药用菌类植物在中国都有上千年的应用历史，它们虽功效不同，但最大的优点，也是它们的共同点就是无毒副作用。

菌类食物的营养价值很高，它含有高蛋白、无胆固醇、低脂肪等，菌类食物集中了各种营养物质，其营养价值被美誉为"长寿食品"。还有些菌类食品具有抗癌物质，对乙肝患者来说是很好的食品。乙肝患者是可以吃菌类食物的，尤其是香菇，因为香菇中含有葡聚糖，它具有抗病毒、保护肝脏的作用，还能够提高机体的免疫力。所以乙肝患者在生活中吃一些菌类食品还是可以的，对肝脏和机体都有很好的作用。

乙肝患者在生活中一定要有合理的饮食结构和良好的生活习惯，在饮食上要合理膳食，达到营养的平衡，患有肝病时消化功能减弱，食之过饱常导致消化不良，也加重肝脏负担。所以有人提出吃饭八成饱最好。暴饮暴食对肝脏、对胃肠功能都不利。乙肝患者宜采用少量多餐。适当喝一些果汁、米汤、蜂蜜水、西瓜汁等，可加速毒物排泄及保证肝脏正常代谢功能。要保持乐观的心态，平时多做适当的运动。

通过上述的描述我们可以看出菌类是可以让乙肝患者食用的，它不仅有营养价值，而且还有药用价值。

6 靠吃生姜治疗乙型肝炎是误区

姜有重要的医用价值，吃姜对身体是有一定好处的，因此有人说吃姜是可以治疗乙肝的，这种说法是否正确的呢？

我们知道生姜辣素对心脏、心血管有刺激作用，可以加速血液流动，促使排汗，带走体内多余的热量，具有排毒、养颜、减肥的作用。以香醋浸姜制成的保健醋，酸中带姜香，饭前用能开胃，助消化，软化血管，所以受到许多人的喜爱。

用生姜浓缩萃取液或者直接用生姜涂抹头发，其中的姜辣素、姜烯油等成分，可以使头部皮肤血液循环正常化，促进头皮新陈代谢，活化毛囊组织，有效地防止脱发、白发，刺激新发生长，并可抑制头皮痒，强化发根，生姜有这么多的好处，但是对治疗乙肝的说法纯属于误导。

总之，乙肝小三阳患者适当食用一些姜还是有好处的，但是切勿有食用生姜可以治疗乙肝的错误的想法，乙肝患者应到正规的肝病医院接受治疗。

7 慢性肝炎患者饮用牛奶要谨慎

牛奶中含有丰富的蛋白质、维生素及钙、镁离子等，有利于肝病患者的损伤修复。在慢性乙肝稳定期，除注意补充维生素外，尤其要注意蛋白质的补充，故慢性肝炎患者应常饮用牛奶。

⋯⋯⋯ 乙肝患者喝牛奶的五个注意事项： ⋯⋯⋯⋯⋯⋯⋯⋯⋯⋯

（1）慢性肝炎患者谨慎食用牛奶

在乙肝急性期或活动期，出现恶心、呕吐、厌油和腹胀等消化道症状时，不宜饮用牛奶；在肝硬化伴有肝性脑病或有肝性脑病倾向时不宜饮用牛奶，以免引发或加重肝性脑病。

（2）慢性肝炎患者饮用牛奶不宜大量或大口

若大口饮用牛奶，乳糖不能消化吸收，将会出现腹胀或腹泻。

（3）慢性肝炎患者饮用牛奶时不宜加糖

因蔗糖在胃肠道内的分泌产物能与牛奶中的钙质中和，不仅会使细菌发酵、产气增加，导致腹胀，还将减弱牛奶的营养价值。

（4）慢性肝炎患者空腹时不宜喝牛奶

空腹时喝牛奶，其中的蛋白质只能代替糖类（碳水化合物）转变为热量而被消耗掉，将起不到应有的作用。

（5）老年慢性肝炎患者不宜喝牛奶

因牛奶中的乳糖经乳糖酶作用后分解成半乳糖，过多的半乳糖沉积在晶状体中，会引发白内障的发生。

另外，建议慢性肝炎患者可适量喝一些酸奶，因酸奶中含有丰富的优质蛋白和多种营养成分，还含有乳糖酶和很多的酵母菌，非常有益于慢性乙肝患者，尤其是肝硬化患者。

8 慢性乙型肝炎患者护肝食谱

（1）奶、蛋、鱼、瘦肉、豆制品等食品，每日膳食轮换安排，为肝脏提供足量优质蛋白。

（2）适当食用葡萄糖、蔗糖、蜂蜜、果汁等易于消化的单糖与双糖类食物，以增加肝糖原储备。

（3）酵母富含 B 族维生素，不可冷落。

（4）山楂含有熊果酸，能降低动物脂肪在血管壁的沉积，有一定的防止或减轻动脉硬化的作用。如平时吃些鲜山楂，用干山楂泡水喝，或在炖肉时加入山楂，既调味，又能帮助消化。

（5）绿茶清热解毒、消食解腻；菊花平肝明目；玫瑰花舒肝解郁。常饮这类茶水有益护肝。

（6）枸杞滋补肝肾、养肝明目，或泡茶、或炖汤、或熬粥皆可。

（7）常吃核桃仁、开心果之类的坚果，以疏肝理气、缓解焦虑。

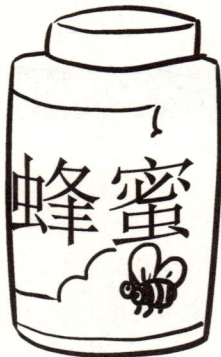

9 保肝的食物有哪些

（1）海鲜类　能增强免疫功能，修复破坏的组织细胞、不受病毒侵犯。

（2）大豆及豆制品　含有丰富的蛋白质、钙、铁、磷、维生素 B、中等量脂肪及少量碳水化合物对肝脏修复非常有益。

（3）含钾丰富的食物，海带、米糠及麦麸、杏仁果、橙、葡萄干、香蕉、李子、瓜子。

（4）肝、瘦肉、鱼虾、鸡鸭、蛋类等高蛋白、适量脂肪的饮食。

（5）新鲜的蔬菜、水果及金针菜、大枣、芝麻、山楂等，绿茶对肝脏有好处。

（6）西瓜有清热解毒、除烦止渴、利尿降压之用，富含大量糖、维生素及蛋白酶等。

（7）如果是虚证、寒证引起的肝脏不适，保肝护肝时应该多吃牛肉、猪肉、鱼肉、大蒜、韭菜、红萝卜、刀豆、黄豆、油菜、香菜、龙眼肉、黑枣和核桃。

（8）如果是热证、实证引起的肝脏不适，保肝护肝时应该多吃水鸭肉、兔肉、鳖肉、牡蛎、冬瓜、茄子、苦瓜、黄瓜、竹笋、菠菜、白菜、豆芽、芹菜、苋菜、紫菜、西瓜、梨、柚子、柿子和绿豆。

（9）如果是一般原因引起的肝脏不适，保肝护肝时应该多吃鲫鱼、鲤鱼、墨鱼、禽蛋类、牛奶、黑豆、四季豆、丝瓜、木瓜、百合、莲子、大枣、马铃薯、花菜、黄花菜、葡萄、杏仁、桃子和无花果。

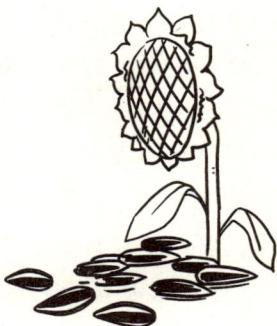

10 美食中的乙型肝炎"帮凶"

在临床实践中，很多医生经常会碰到许多这样的例子，如有的肝炎患者因进食了某些食物或补药后，血清丙氨酸转氨酶水平反而明显升高或迟迟不能恢复正常；有的肝病患者本来病情已稳定了，但因进食了一些虾、蟹等海产品后肝病再次出现复发；有的肝硬化患者，因吃了一些鱼肉等高蛋白食物后，结果发生了肝昏迷等。因忌口不当而引起乙肝复发或加重的事例并不少见，那么乙肝患者都有哪些忌口呢？

★ **忌食易于引起乙肝病人过敏反应的食物**

大多数人喜食味美、肉嫩、营养价值极高的海虾、海蟹等海鲜食品，但少数有过敏体质的人，每当他们进食了这些海鲜发物后，会立即出现不同程度的变态反应，临床出现腹痛、腹泻、颜面潮红、荨麻疹、皮肤瘙痒，严重者甚至发生休克和死亡。

由于肝脏是参与变态反应的重要器官，因此肝脏受损在所难免。尤其原有肝病者可使病情加重；或者病情已稳定的肝病，又可能会再次复发。所以肝炎发作期，不宜吃海鲜发物。

★ **忌食易于引起乙肝病情加重的食物**

每种食物都有不同的生化成分、理化特性和药理作用，因而它对人体的物质代谢功能可产生不同程度的影响。例如，急性黄疸性肝炎患者，如过多地摄入油腻食物，会引起腹胀、恶心、呕吐和食欲不振等。

恢复期的肝病患者，如进食过多的糖类食物可引起肥胖、脂肪肝。

肝硬化晚期和重症肝炎患者，因大量进食高蛋白食物而引起肝昏迷。

有酸中毒的患者如再大量食醋则会使病情加重。

有的肝病患者，因服用了人参、党参、鹿茸等滋补品后，反而导致丙氨酸转氨酶升高或出现黄疸。有学者分析，人参、党参等补品能增强细胞的免疫功能，激发淋巴细胞对肝炎病毒的杀伤作用，但同时也使肝细胞受到损伤，引起丙氨酸转氨酶升高。

少吃油炸、煎烤食品，尤其是肝硬化患者，这些饮食容易引发肝昏迷或上消化道出血。

★ **忌食易于引起肝脏损害的食物**

现已清楚，肝癌的发生与乙型和丙型肝炎病毒感染、黄曲霉素和饮用水污染等多种因素有关。

在发霉的花生和玉米粉中，含有大量的黄曲霉素，在酸菜和腌菜中含有较多的亚硝胺类物质。因此，这些食物进食过多，就容易诱发肝癌，尤其是那些慢性肝炎、肝硬化和乙肝病毒慢性携带者应特别注意。肝炎患者不宜吃腌制的咸菜、酱菜等。

忌吃松花蛋：因其制作过程中需用铅粉，常食易致铅中毒及钙缺乏，影响肝功能恢复。

肝硬化病人因为门静脉高压而致不同程度的静脉曲张，主要有食管静脉曲张、胃内静脉曲张及食管下端静脉曲张，如果饮食不注意，很容易导致这些静脉破裂，出现消化道出血，诱发肝昏迷，严重者导致死亡，所以，肝硬化病人应避免食用生硬、带刺或带骨的肉类，以及含植物纤维素（纤维素食品）过多的蔬菜（蔬菜食品），因这些食物很易伤及曲张的静脉。

酒的主要成分为乙醇，对肝细胞有直接损伤作用，长期大量饮酒还可致营养不良、代谢异常和免疫功能紊乱以及中毒性肝损伤，如酒精性脂肪肝、酒精性肝炎和酒精性肝硬化等。

另外，刀豆的两端尖角部分、产生黑斑的甘薯和鲜金针菜等食物；含有秋水仙碱等毒性物质，如处理不当，食后均可发生中毒现象而加、重肝损害。

★ **忌食易于降低某些药物功效的食物**

有些食物摄入体内后可以改变或影响药物的吸收、代谢和药理作用。例如，牛奶、豆腐等食物中含有的钙、镁、铁等离子，可与四环素类药物结构成不易吸收的化合物。

莨菪碱类药物能解除血管痉挛，改善肝脏的微循环，是治疗黄疸性肝炎的常用药物，但茶水中的鞣酸蛋白可与莨菪碱类药物中的生物碱结合，从而影响其吸收、降低疗效。

氨基比林是常用的退热药，但摄入含有亚硝酸盐较多的咸菜和发黄的青菜等食物后，可结合形成致肝癌能力很强的亚硝胺物质。

另外，柿子中含有鞣酸，可与铁质结合而影响铁的吸收，因此，贫血者不宜食柿子。

有的食物同食可能还会致病，如柑橘中含黄酮类成分，可与萝卜中的硫氢酸发生作用，而抑制甲状腺功能，并诱发甲状腺肿大，因此柑橘与萝卜不要同食。

★ **正在服用肝病药物的乙肝患者需要忌口的食物**

例如患者正在服用甘草酸制剂治疗，不宜吃具有排钾性质的食物，例如胡萝卜等。甘草有类固醇样作用，具有排钾性质，容易导致低血钾，此时应食用含钾的食物。而胡萝卜中所含的"琥珀酸钾盐"的成分具有排钾作用，两者同用，可导致低血钾症。表现为全身无力、烦躁不安、胃部不适等症状。五味子制剂酸性作用强，此时不宜多食酸性食物，以免加重胃溃疡的风险。

11 秋季如何食补护肝

免疫力降低诱发感染秋季是肝病复发的危险季节，特别是乙型肝炎和肝硬化。乙型肝炎和肝硬化在秋季复发的病人数目也更多。还有研究发现，肝昏迷和腹腔感染的发生、乙型肝炎的重叠感染、甚至乙型肝炎患者的癌变都多发生在秋季。

随着接连的秋雨，气温会忽然下降，这种情况下，人体的免疫系统会发生紊乱。而慢性乙型肝炎和肝硬化患者的免疫功能更容易受到严寒的影响，肝病患者的免疫功能紊乱是肝病活动的一个基本原因。

再者，初秋天气变化不定，流行性感冒、上呼吸道感染、甲型和戊型肝炎等多种传染病和感染性疾病的发病高峰也在秋季，因此在免疫功能下降的情况下，很轻易并发或重叠感染上这些疾病，而使原有的肝病加重。

可常食下面的食物

油菜	保护细胞胶原质及血管健康，其嫩花蕾和新发茎叶富含营养，最益养肝
高丽菜	含有多种抗癌成分，能促进肠胃消化功能及加速排泄体内废物
芦荟	能泻肝火，改善头痛头晕、躁狂易怒、惊悸抽搐，但孕妇忌用
苦瓜	生食性寒可以去火，熟食养肝，但不可多食

12　水果护肝

● 柑橘、猕猴桃：富含维生素 C，有补肝护肝之功，可帮助肝脏解毒。

● 葡萄：中医认为，葡萄性平、味甘酸，能补气血、强筋骨、益肝阴、利小便、舒筋活血、可以收敛肝气，另外葡萄干可以补充铁，葡萄根煎水服用，对黄疸型肝炎有一定辅助疗效。

● 香蕉：属于低热量但营养高的水果，其含有丰富的蛋白质、钾、维生素 A、维生素 C、膳食纤维等有益成分，在促进肝细胞的修复与再生、提高机体免疫力、保护肝脏等方面都是很有益的。

● 梨：富含维生素、矿物质营养素，有保护肝脏，促进肝细胞再生的功效。对健康很有益处。

13 适合乙型肝炎大三阳患者的五种蔬菜

乙型肝炎大三阳患者的日常饮食，可以多选择菠菜、胡萝卜、蘑菇、木耳、百合等蔬菜，增强机体免疫力。

★ **菠菜**

菠菜富含叶绿素，经常食用有助于保持机体酸碱平衡、疏肝理气、舒缓压力、调节肝胆等，并且在很大程度上还起到防癌、抗癌的作用，多吃菠菜，对大三阳病情是有帮助的。

★ **胡萝卜**

胡萝卜富含维生素 A，具有解毒、清热凉血、健胃消食等作用，同时还可起到间接预防肝癌的功效，日常饮食中富含维生素 A 的食物还有空心菜、青蒜、牛奶等。

★ **蘑菇**

日常饮食中种类较多，如香菇、草菇、金针菇等，其含有较多的糖类、维生素类、蛋白、无机盐、纤维素、硒等成分，对免疫力的调节、防癌都是很有益的，因此多吃蘑菇可呵护好你的肝脏。

★ **木耳**

属于天然真菌类食物，其富含蛋白质、多糖，有助于益胃养血、滋养肝脏；其含有的硫、磷、铁、镁、钙、钾、钠、硒等微量元素，对肝脏是大有益处的，尤其是含有的微量元素硒，可以增强机体抗肿瘤功效。因此，黑白木耳是乙肝患者不错的饮食佳选。

★ **百合**

经常适量食用百合，可起到益气补中、益肺止咳的功效，并且其含有的秋水仙碱还具有抗肝纤维化和肝硬化作用。

同时，乙肝大三阳患者适宜吃的蔬菜还有芹菜、番茄、荠菜、包菜、海藻等。

14 "小三阳"患者夏季可以适当吃绿豆

绿豆具有清热解毒、止渴健胃之功效，是夏季人们喜爱的食物之一。而对于乙肝小三阳患者来说，除了要积极的治疗，饮食上也要养成良好的生活习惯。那么，乙肝小三阳患者能吃绿豆吗？

绿豆营养价值含很高，它含有丰富的蛋白质、脂肪、碳水化合物，维生素、胡萝卜素、叶酸、钙、磷等微量元素，是人们比较喜爱的食物之一。可是绿豆不仅仅像人们想像得那么简单，它还具有很高的药用价值，绿豆性凉、味甘，有清热解毒、止渴健胃之功效，除此之外还有增强食欲、抗菌、保肝、护脾肾的作用，由此可见，绿豆具有保肝护肝的作用，所以乙肝小三阳患者是可以吃绿豆的。

> 虽然绿豆有多种功效，但是任何一种食物或者是药物都要适量食用，食用不当或食用过度则会适得其反对身体造成一定的损害。正在服用药物的患者最好不要吃绿豆，绿豆解毒，很可能降低药效，不利于病情恢复；绿豆是凉性食物，脾胃虚寒的患者也不宜多吃；还有那些体寒的人更不要多吃绿豆，多食不仅会加重病情还可引发其他的疾病，造成不良后果。

乙肝小三阳患者吃绿豆能够降低体内的血脂和胆固醇含量，防止发展成为脂肪肝；绿豆中的苯丙氨酸氨解酶也可防止小三阳向肝癌转变；同时绿豆中的各种活性物质也可以提高小三阳患者的机体免疫力，增强患者对乙肝病毒的抵抗能力。

15 乙型肝炎病毒携带者饮食方法介绍

乙型肝炎病毒携带者的饮食方法有：

（1）乙型肝炎病毒携带者不能吃辛辣食物、烟、酒。夏天太热喝冰啤酒，吃小龙虾，这个过程通过这些过程当中把本来是免疫平衡的，就是病毒不造成损害免疫力会清楚，当你把这个平衡打破的时候可能肝炎就会激发出来。辛辣食品、烟、酒容易引起乙肝病毒携带者者消化道问题，肝胆失调，消化功能减弱，肝功能受损，使乙肝病毒携带者肝细胞坏死，会加重乙型肝炎病毒携带者的病情。

（2）乙型肝炎病毒携带者不能吃吃含蛋白质高的食物，要适量摄入含蛋白质的食物，保持营养均衡。

（3）乙型肝炎病毒携带者不能吃吃油炸、油煎类食物，如：炸猪排、牛排、油条、油炸鸡等，以免生湿生热，对病情不利。

（4）乙型肝炎病毒携带者不能吃过多甜食\含油脂较高的食物，如：巧克力、糖等，促成脂肪肝的形成。

（5）乙型肝炎病毒携带者不能吃过多加工食品，因为加工食品中大多含有防腐剂，食用过多会加重肝脏解毒、代谢的功能，对病情不利，所以乙型肝炎病毒携带者也不能吃过多加工食品。

16 乙型肝炎病人不要随便吃补品

中国有 1.2 亿的乙肝病毒携带者，很多人对乙型肝炎一知半解，闻乙型肝炎色变。其实，乙型肝炎并不是那么可怕的疾病，只要正确对待，乙型肝炎也不是不能医治的医学难题。

中医所说的肝与西医有所差别，中医中的五脏六腑讲的是功能，左肝右肺讲的是循环，因为肝脏是向上的循环，肝是属于左边的，而肝的功能是疏泄，肝不能老是闷着。

从中医角度来讲，肝炎病毒是湿热病毒，所以肝炎患者在饮食上一定要注意清淡。要避免吃燥热的东西，比如要少吃狗肉、羊肉、牛肉等，太热气的东西要少吃，姜、胡椒等也要尽量少吃；可适当增加干果（如核桃）、酸奶等的进食。此外，很多人想当然地认为肝炎病人通常都觉得累，应该时常进补，这是个误区，相反，肝炎患者不能随便吃人参、鹿茸等补品，否则，肝炎病毒就会变活跃。

17 乙型肝炎患者5招补充营养

专家开展了乙肝"5+1"疗法。所谓的"1"是指一个基础，"控酒精、控病毒，不劳累"，"5"指的是5个方面。

（1）巧利尿 肝病病人为避免腹水，排尿很重要。为不影响肝病患者的正常作息，段教授建议将患者一日三次服用利尿剂改成早晨顿服，由大中剂量改成中小剂量，保证了患者的睡眠和体力。

（2）加夜餐 研究表明，肝硬化患者一整夜的禁食，能引起与正常人3天禁食类似的代谢状态，所以肝病患者加食夜餐是重要的。100克的酸奶或者一杯热牛奶足够维持肝病患者的营养。

（3）喝鸡汤 香姜鲜味柴鸡汤可改善肝病患者的消瘦无力。将柴鸡分成块放在汤锅里，加生姜、八角、花椒等炖汤，依据个人口味加食盐、香菜末、葱花饮用，上下午各喝一半。一只鸡可连续炖5天，周六、周日停用，建议只喝汤不吃肉。可有效加强营养，改善面色。

（4）口服 一些特制的营养素，主要成分是氨基酸等，能促进肝脏再生与细胞修复。

（5）饮草茶 取生大黄5克，生甘草4克，锦茵陈3克，冲入沸水加盖泡约 10 分钟，取汤引用，上下午各一次，每次一小功夫茶壶。次日更新药，可退黄疸，消炎利尿。

> 提醒：乙肝病人最好每天测体重，保持体重不减轻，每日计算自己摄入的热量，维持在 30~35 卡／千克体重为好。

18 乙型肝炎患者吃发霉食品易癌变

如果真的不幸感染乙型肝炎，我们除了要积极治疗外，还要预防乙型肝炎癌变的可能。健康饮食对于病情的恢复和肝脏的保养，有着重要意义。

首先，要提防霉变食物，特别是霉变的花生、玉米等，一定不能吃。因为霉变食物中含有黄曲霉毒素，感染这种病毒是诱发肝癌的一个重要因素，肝炎患者必需小心。

与此同时，乙型肝炎患者要多吃新鲜蔬菜水果和豆类杂粮。一旦病情好转，应逐步增加蛋白质摄入，可以多喝牛奶，多吃鸡蛋、鱼类、瘦肉等，但尽可能不食或少食动物油脂，也要注意不能喝酒，忌海鲜发物，慎食油炸食品。

19 乙型肝炎患者吃水果的讲究

乙型肝炎患者早上吃水果最佳：适宜吃苹果、梨、葡萄等，对协助机体消化、新陈代谢、提神健体都是有帮助的，但要注意因水果有温、凉、热之分，乙型肝炎患者早上应针对自身机体有所选择，对伴有脾胃虚寒的乙肝患者，不宜吃梨、苹果、葡萄、柚子等偏凉的水果，适宜吃些龙眼、荔枝等性温的水果为宜。

乙型肝炎患者餐前不宜吃的水果：因有些水果是不适宜在饭前空腹吃的，如圣女果、橘子、山楂空腹吃会与胃酸相结合而使胃内压力升高引起腹胀、腹痛等不适症状，因此餐前吃水果应有所注意。

乙肝患者餐后适宜吃的水果：饭后适宜应选用菠萝、木瓜、猕猴桃、橘子、山楂，其能增加消化酶活性，促进食物消化及脂肪分解，对机体是有益的。

乙肝患者晚上不适宜吃水果：尤其是夜宵后不利于进食高糖水果，其既不利于消化，也容易造成热量过剩，导致转化为脂肪易储存在皮下及肝内，形成肥胖或脂肪肝。

此外，乙肝患者多吃水果的确有益于健康，但在水果的食用上注意方式、时间、品种及量的把握与注意，对充分发挥其积极有利的一面是很有帮助的。

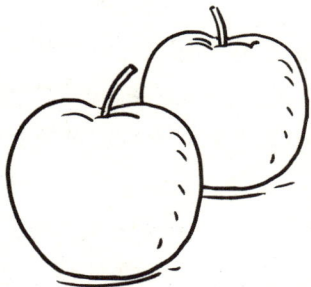

·····乙肝病人每天适当吃点水果有益于健康，但要注意以下几个问题·····

① 要适量：吃得太多会加重胃肠负担，影响消化吸收，甚至诱发疾病。

② 要新鲜：新鲜水果含大量维生素C，可增加营养，保护肝脏。腐烂水果会产生有害物质，加重肝脏负担。

③ 要选择：一般乙肝病人可选择苹果、柑橘、葡萄、梨、椰子等，脾胃虚寒泄泻者宜吃龙眼、荔枝、山楂、大枣，不宜吃柿子、香蕉、甘蔗、柚、桑椹；肝硬化腹水需利尿者，宜吃柑橘、李子、梅子、椰子等；肝气郁结者宜吃金橘、桔饼等。

④ 要清洗：由于水果皮上常有残遗农药、催化剂，故吃前一定要洗净；冬天吃水果最好去皮后用开水温一下。

20 乙型肝炎患者如何选择饮料

饮料在我们生活中随处可见，像可乐、果汁等都是饮料，那么，乙肝患者如何选择饮料呢？

（1）不宜饮用过多，有的饮料中含有可可碱和咖啡因，有的还含有中药，过多饮用显然不利。多喝饮料会影响食欲，这是因为饮料中含有糖和蛋白质，饮用后不能使人产生饥饿感，多喝饮料还会影响食物的消化和吸收。

（2）肝炎急性期或慢性肝炎活动期，或活动性肝硬化病人伴胃、十二指肠黏膜损伤者，不宜饮用低度酒饮料和含咖啡、可可碱的饮料及酸梅汤等，因为咖啡因、酒等可促胃酸分泌，破坏胃黏膜屏障，影响炎症或溃疡的修复愈合。肝硬化伴腹水者还不宜喝汽水及可产生气体的饮料，以免加重腹胀。伴脾胃虚弱者不宜喝冰镇饮料，因为胃内温度近50℃，吃冰镇饮料入胃可使胃血管收缩，减少消化液分泌。

（3）不喝低劣饮料，包括"三精水"、"橘子水"，因为皆由色素、香精和糖精混合而成；不喝不合格的河水、井水制成的橘子水；

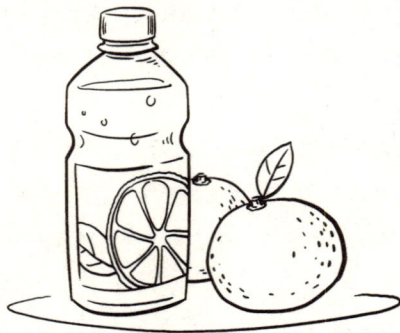

不喝用旧瓶、旧罐灌入自制的低劣饮料等。这些饮料饮用后会对病人的健康不利，甚至还可加重病情，所以选购饮料时要"五看"：即看标签、看色泽、看有无杂质、看是否混浊、看出厂日期和厂址。"一闻"：开瓶后有无异味等。

21　乙型肝炎患者同时用药莫超过三种

乙型肝炎患者用药需十分谨慎：感冒退热药、止痛药、避孕药等都容易损伤肝脏，此外，连带治疗肝病本身的药物同时使用一般也不要超过 3 种。切勿随意购买护肝药，包括中药。

·········随意乱服止痛药导致肝病复发········

今年 60 多岁的陈老伯被诊断出患有慢性乙肝已经有十多年历史，由于一直坚持按照医生的嘱咐定期服药和检查，他病情稳定、肝功能基本正常。然而半个月前他关节突然红肿疼痛，为图方便，他没有到医院检查治疗，自行服用了治疗风湿肿痛的止痛药。紧接着，他逐渐感觉食欲下降、白天老感觉累、浑身没有力气，所表现出来的症状与多年前乙肝早期发病的症状十分相似，于是他赶紧到医院复查。一检查，发现他的转氨酶升得非常高，提示其肝脏出现了一定程度的损伤。对此陈老伯觉得相当纳闷：为什么这么多年都好好的，病情会突然加重呢？医生详细了解后提醒：可能与其服用了半个多月止痛药有关。接着医生帮陈老伯换了一种治疗关节肿痛的药，同时增加了一种护肝药，不久后陈老伯再次检查时被告知转氨酶恢复正常值。

在临床中常发现不少乙肝患者由于乱服药而出现不同程度肝损伤的现象。肝脏是人体的非常重要的一个器官，具有合成、解毒、转化、储存等多种重要的功能，被认为是人体的"化工厂"，绝大多数的药物都要在肝脏进行代谢和转化为无毒物质，从而减少对人体的损伤，但是这些在肝脏代谢的药物也往往会引起肝脏的损伤，特别是对于肝脏功能不好的乙肝患者。为此，乙肝患者用药时一定要谨慎小心，尽量减少用药和尽量选用对肝脏损伤小的药物，最好能在医生指导下用药。

乙肝同时用药别超过3种：乙肝患者用药主要包括两方面：一方面是针对乙肝本身的治疗，需要肝病专科医生根据个人病情用药，通常来说专科医生不会开太多的药物给乙肝患者，一般不超过3种药物，主要为了减少肝脏负担、减少药物对肝脏的损伤；另一方面，乙肝患者若出现其他疾病如腹泻、感冒、关节痛等，需要相应的药物治疗，医生会根据患者乙肝的病情考虑不用药或选用对肝脏影响小的药物。在日常用药中，退热药、止痛药、某些抗生素（如红霉素、四环素类药物、抗结核病药物）、避孕药等都容易引起肝损伤，肝病专科医生都会尽量避免使用。

当药物引起肝脏损伤时有少数人会出现乏力、隐痛或者胃口差等症状，但多数人不会有不适的症状，为此，经常服用容易引起肝损伤药物的乙肝患者需要定期检测肝功能，以发现肝脏是否有损伤，以便及时处理。

滥用中药调理或加重肝损害：很多人喜欢用中药护肝，不少中药在护肝降酶方面确实具有较好疗效，但千万不能滥用，因为有些中药本身也会引起肝脏损害。认为中药、中成药就绝对无毒副作用的想法是错误的，门诊经常可以遇到一些乙肝病人在老家用"祖传秘方"治疗半年，病情反而加重而前来求医的例子。尤其是服用药物引起的肝损害，此时一般不用中药来调理，以免加重肝损害。

22 乙型肝炎小三阳患者能吃猪肉吗

猪肉富含蛋白质、脂肪、糖类、钙、磷铁等，其营养丰富，是比较好蛋白质和脂肪的来源，病情初中恢复阶段的乙肝患者及其乙肝表面抗原携带者，要注意适当增加肉类的摄入量，以提供较多的热量和蛋白质，满足肝细胞修复和再生资源的需要，专家说，乙肝患者在病变的活动期，肝功能不好，为了减轻肝脏的负担，适当限制脂肪与蛋白质的摄入量是对的，但绝不是不能吃肉。

23　患乙型肝炎的女性妊娠期饮食要诀

肝脏是人体新陈代谢的重要器官，妊娠合并乙肝的患者因为肝脏功能障碍而影响物质代谢，如果不提前预防，对胎儿影响很大。所以合理的饮食对肝功能的恢复十分重要。既要重视蛋白质和糖的摄取，又要考虑维生素和无机盐的补充。既要重视蛋白质和糖的充足，又要结合病情考虑乙肝孕妇的消化吸收能力和体重增长情况。

（1）妊娠早期，乙肝孕育的孕妇食欲不佳，食物以少油质清淡为主，适当增加糖量，以保证热量的充足。

（2）乙肝孕妇妊娠期怎样护理才好？妊娠晚期乙肝孕妇仍以清淡为宜，但需增添易消化的蛋白质食品并力求做到美味可口，多样化，以促进食欲。

（3）若妊娠后期体重有明显增长趋势应及时控制油脂和糖量，防止脂肪肝。乙肝孕妇在餐饮安排方面最好采用少食多餐的方法。

因为乙肝孕妇的消化吸收功能较弱，少食多餐既可减轻肝脏负担防止消化不良，又可增加进食量，有利于肝细胞的恢复。

★ **选择清淡容易消化的食物：这是乙肝患者妊娠期如何调养的关键**

肝病专家指出，乙肝患者妊娠期应该选择高热量、高蛋白、含有维生素的清淡易消化的食物，同时也应该在日常饮食中多食含钙、铁的食物，不宜饮酒，吃辛辣的食物，或者难以下消化的食物。

★ **控制好饮食总热量：乙肝患者妊娠期如何调养不可缺少的**

妊娠合并肝炎患者在饮食中应该确保每天的总热量在 2500 ~ 2600 千卡之间，一般来说，乙肝患者每天应该供足蛋白质的需求，如果患者出现血氨升高的情况，发生了肝昏迷的前期症状，就应该及时限制或者停止蛋白质的供给，特别是动物蛋白质。

★ **应该适当的摄入维生素和充足的微量元素**

妊娠期乙肝患者必须摄入足量的维生素，因为妊娠期的患者需要大量的维生素维持其正常的生理功能，胎儿的正常发育也需要大量的维生素，此外，维生素也的摄入还有助于预防胎儿出现畸形，患者可多食用一些瘦肉，动物的肝脏等。

24 预防乙型肝炎，充足营养应先行

所谓的营养，关键是要"均衡"，指对于肝病患者不可缺少的蛋白质，碳水化合物（糖类）、脂肪、维生素、矿物质等五大营养素的摄取不要过多或过少，这些营养素能够在体内维持均衡。另外，不该在一餐以内，把所需的高维生素、高蛋白质一次摄取。换言之，必须分三餐逐渐摄取，取得平衡才是正确的方法。

（1）蛋白质的摄取　肝脏的功能之一是对营养物质的代谢，同时肝脏本身也是由大量蛋白质构成的，所以在谈到肝病营养时，首先要强调蛋白质的必要性，但也要区分不同疾病以及疾病的不同分期，分别对待。一般摄入量应在 15% 左右。

对于急性肝炎的恢复期、慢性肝炎或是肝硬化的代偿期（无症状出现的时期）来说，为了促进肝细胞的修复与再生，有必要

——乙型肝炎患者的饮食调养

增加蛋白质的摄取量。一般而言，每天的蛋白质摄取量以每千克体重 1.2~1.5 克，全天蛋白质产能占总能量的 15%~20% 为宜。

如果肝硬化造成肝脏功能显著降低，那么摄取过多的蛋白质反而会出现相反效果。当肝脏的功能极端低落时，蛋白质的代谢产物，比如氨就会来不及处理，导致血液中的氨含量异常增加，因此可能引起肝性脑症，造成患者的思考能力低落、意识模糊，或是陷入思维混乱状态。有鉴于此，肝硬化病人一旦进入了失代偿期，为了避免血液中氨的浓度上升，蛋白质的摄取量必须降低，可以是平常量的一半或是更低。

（2）脂肪与糖类　脂肪在三大营养素中是单位能量最高的，因此可以说是相当重要的能量供应来源。而脂肪的消化必须要有肝脏的参与，所以肝脏疾病时，脂肪摄入量要减少，否则会增加肝脏的负担。脂肪产的能量可以占全天总摄取能量的 20%~25% 为宜，全天的量大约 50~60 克左右。碳水化物可适当增加，因为碳水化物的代谢比较完全，可以供应体内能量，又不增加肝脏负担。

一般来说肝病患者每天所的能量会受到年龄、性别、身高、体重以及活动量大小等因素的影响。平均来说，一个成年男子每日应该摄取 1800~2200 卡。

（3）维生素与矿物质　维生素与矿物质都是构成人体所不可缺少的营养素，虽然它们并不是体内能量的供应来源，但却可促进其他三大营养素（糖类、脂肪、蛋白质）的代谢，因此其功能就有如体内的润滑剂一般。肝病患者的肝脏营养代谢功能会趋于低落，为了活化肝脏机能，使肝脏能恢复正常运作，维生素及矿物质的摄取量就应该要比平常来得多。

健康的成年人如果要满足体内对于维生素及矿物质的需求

量，平均每天至少必须食用黄绿色蔬菜 500 克、水果 200 克。

对于肝脏机能较差的肝病患者来说，前面这些食物的摄取量有必要酌量提高，特别是黄绿色蔬菜中含有丰富的 β–胡萝卜素，具有促进细胞正常化的功能，因此最好能够多多食用。除了蔬菜之外，其他如牛奶、鱼贝类、肉类、大豆等，或是海藻类，同样也都含有丰富的维生素及矿物质，但它们同时含有丰富的蛋白质，要与蛋白质的摄入量综合考虑。

（4）对肝脏有益的食品

● 芹菜：常吃可促进肝脏机能。但购买时必须选择新鲜的。

● 番茄：是维生素的宝库，拥有多种维生素，尤其维生素 B_6 可促进脂肪代谢，减轻肝脏负担，促进解毒作用。

● 香菇：它是烹调时不可或缺的调味品，除可增进食欲之外，其中所含的各种维生素，可促进肝脏机能恢复。生香菇可以用火烤的吃法，洒上盐后浇上柠檬汁或橘子汁，既富于风味，营养也不会丧失。干香菇的吃法必须先用水泡软，然后以小火熬煮，有特别的风味。

● 大蒜：是肝脏机能的强化食品。但大蒜吃太多，胃黏膜可能会刺激，使人有不舒服的感觉。

● 海参：含有良质蛋白质和钙质，可以促进肝脏机能，对肝病有很好的效果。

● 动物肝脏：脂肪量都很少且含有丰富的蛋白质和维生素，是很理想的食物，被称为营养的宝库。但也要考虑其蛋白质的摄入量。

勿忘传统瑰宝
——中医治疗乙型肝炎

第八章

1 中医对病毒性肝炎病因的认知

现代的中医认为病毒性肝炎近似于传统医学记载的"肝瘟"，有关"肝瘟"的记载始于《内经》，明末清初的温病学家吴又可的《瘟疫论》中指出"失瘟疫之为病，非风非寒非暑非湿，乃天地间别有一种异气所感"。

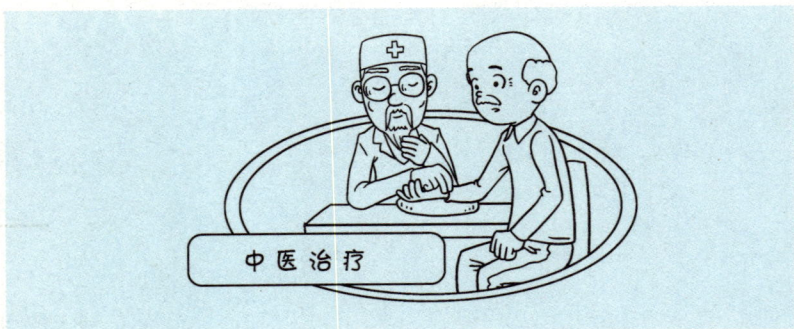

"大约病遍于一方，延门舍户，众人相同"，"为病种种，是知气之不一也。盖当其时，适有某气专入某脏腑经络，专发为某病"，"各随其气而为诸病"。与现代医学中肝炎病毒的传染性方式相符。

故而不少医家认为感受不同的瘟疫毒邪，导致各种不同的病毒性肝炎。

（1）湿邪作祟　湿邪所致急性乙型肝炎是实证，以邪实为主；湿邪所致慢性乙型肝炎则以正虚或虚实夹杂为主。

（2）肝郁致病　从临床慢性乙型肝炎的症状和体征看有右胁胀痛、急躁易怒及肝脾肿大等，都是肝气郁滞所造成的。

（3）阳气虚弱　是慢性乙型肝炎常见虚证病理变化之一，临证多由素体阳虚或急性乙型肝炎过用苦寒伤及阳气等，导致人体阳气虚，抗病能力减退。

（4）"疫毒"致病 "疫毒"之邪多为外感致病因素，亦可由湿邪蕴结日久而生。"疫毒"之邪伤人具有传染性、致病特异性、潜伏性等特点。

2 中医对慢性乙型肝炎的分型

湿热中阻	临床表现主要有身目发黄、色泽鲜明，恶心、厌油、纳呆，胁肋脘闷，尿黄、舌苔黄腻、脉弦或滑数等
肝郁脾虚	临床表现主要有胁肋胀病，腹胀，抑郁烦闷，身倦乏力，舌淡有齿痕，脉沉弦等
肝肾阴虚	临床表现主要有头晕目涩，腰腿酸软，五心烦热，少寐多梦，胁肋隐痛，遇劳加重，舌红少津，脉细数等
脾肾阳虚	临床表现主要有畏寒肢冷，神疲、少腹腰膝冷痛，食少便溏，甚至反泄，舌淡胖，苔白，脉沉细弱或沉迟等
瘀血阻络	主要临床表现有面色晦暗，肝脾肿大，质地较硬，两胁刺痛，可有肝掌、蜘蛛痣，女子行经腹痛或经色红有块，舌质暗或有瘀斑，脉沉涩等

3 中药治疗乙型肝炎

常用的单味草药有:大青叶、板蓝根、金银花、连翘、蒲公英、紫草、菌陈、贯众、大黄、虎杖、黄芩等，广泛地用于治疗上呼吸道感染、腮腺炎、病毒性肝炎等疾病的治疗。

● 近年来研究发现具有抗病毒作用的中草药还有：鱼腥草、野菊花、地骨皮、射干、穿心莲、草河车、白花蛇舌草、北豆根、黄柏、首乌、马齿苋、石榴皮、苦参、五味子．毛冬青、丹皮、知母、栀子、牛蒡子、败酱草、胆草、地丁、车前草、吴茱萸、柴胡、木防己等。

● 体外实验证明时乙型肝炎病毒有强抑制作用的中药有：大黄、地榆、金钱草、虎杖、胡黄连．莲须；呈明显抑制作用的有：桑寄生、黄柏、柴胡、明沙冬、苦参、矮树茶、苦丁茶；有抑制作用的是：首乌、鱼腥草、败酱草；弱抑制作用的有：丹参、佛手、杜仲、茜草、叶下珠、陈皮、丹皮、七叶一枝花、郁金、黄芩、山药、葛根、扁豆、大蒜、螃蜞菊等。

具有降酶作用的中药有：垂盆草、鸡骨草、地耳草、五味子、板蓝根、菌陈、芍药、甘草、当归、水飞蓟、败酱草、虎杖、贯众、茯苓、升麻、葛根等。

三分治七分养
——乙型肝炎的预防与日常调养 | 第九章

1 预防控制乙型肝炎宣传教育知识要点

（1）乙肝是一种危害大的严重传染病，但可以通过接种乙肝疫苗和其他措施预防。

（2）乙肝通过血液、母婴和性接触三种途径传播。日常生活和工作接触不会传播乙肝病毒。

（3）新生儿接种乙肝疫苗是预防乙肝的关键。新生儿出生后要及时并全程接种三针乙肝疫苗。

（4）新生儿乙肝疫苗接种已经纳入国家免疫规划管理，免费接种。

（5）推广新生儿以外重点高危人群接种乙肝疫苗。

（6）避免不必要的注射、输血和使用血液制品，使用安全自毁型注射器或经过严格消毒的器具，杜绝医源性传播。

（7）乙肝病毒携带者在工作和生活能力上同健康人没有区别。由于乙肝传播途径的特殊性，乙肝病毒携带者在生活、工作、学习和社会活动中不对周围人群和环境构成威胁，可以正常学习、就业和生活。

（8）目前，乙肝病毒感染尚无理想的特异性治疗药物，医学科技领域亦尚未攻克有些媒体广告宣传的"转阴""根治"等难题。

（9）乙肝病毒携带者应定期接受医学观察和随访。乙肝患者要规范治疗、定期检查。

（10）乙肝威胁着每一个人和每一个家庭，影响着社会的发展和稳定。预防乙肝是全社会的责任。

2 乙型肝炎的预防从三方面入手

★ 管理传染源

① 乙肝病人管理：报告、隔离；病情稳定后即可出院；对从

事饮食或保育工作的患者，应调离岗位，痊愈后应观察半年，无明显症状且肝功能正常，无乙肝传染性标志者方可恢复工作。

②HBsAg 携带者管理：除不能作为献血员、直接接触入口食品的人员和保育员外，可照常工作和学习。

③献血人员管理对义务献血者应严格做到每次献血前体检。

★ **切断传播途径**

①防止医源性传播：加强消毒、血液制品管理。

②阻断母婴传播：HBsAg 和 HBeAg 双阳性的母亲所生婴儿应进行乙肝特异性高效价免疫球蛋白（HBIG）和乙肝疫苗联合免疫，对其他所有新生儿于出生后 24 小时内接种乙肝疫苗。

如何阻断母婴传播？

● 分娩后新生儿及时接种乙肝疫苗和乙肝免疫球蛋白。

◎ 共注射三针：第 1 次需在出生 24 小时内完成注射，6 小时之内完成疗效最佳，第二、第三次分别于出生后第一、第六个月注射。

◎ 90% 以上小儿可以得到保护，不会感染乙肝病毒。

● 三针完成后不产生抗体怎么办？

◎ 如果是疫苗的质量或剂量不足，需要增加剂量重新注射；

◎ 对早产儿和体弱的婴儿，也可能需要增加剂量重新注射；

◎ 必要时可联合免疫增强剂，如胸腺肽、干扰素、白介素。

● 注射疫苗后产生的免疫力可至少维持 15 年，通常不需要重复注射。

③ 遵守性道德，洁身自爱，不搞性乱，不以任何方式吸毒，不输入未经严格检验的血液及其制品，不共享注射器，剃须刀、牙刷和其他不洁医疗器具等。

★ **保护易感人群**

① 自动免疫：重组乙肝疫苗；3 针接种后抗 –HBs 的阳转率可达到 90% ~ 95%，母婴传播阻断的保护率为 79.8%~92.1%，免疫持久性在 15 年以上。

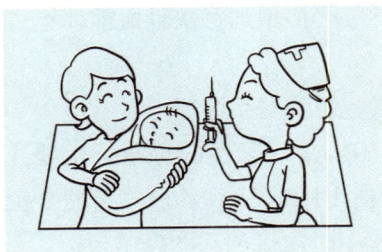

别忘记接种乙肝疫苗

② 被动免疫：注射 HBIG，可预防急性 HBV 感染、意外暴露或阻断母婴传播。

③联合免疫 HBsAg 阳性（特别是同时 HBeAg 阳性）母亲的新生儿出生后 24 小时内接种 HBIG，2~4 周时按 0、1、6 个月程序接种乙肝疫苗，可提高 5% ~ 10% 的保护率。

> 接种乙肝疫苗（注射 3 次后，保护性抗体产生率达 96%），这是最好和最有保障的预防措施，历史和实践证明人类通过接种痘疫苗，全世界已经消灭了"天花"这一烈性的传染病，同样的道理要消灭乙型肝炎，关键在于人人提高免疫力，接种乙肝疫苗。

3 乙型肝炎防治策略的关键——乙型肝炎疫苗应用

我国接种乙肝疫苗后发病率呈逐年下降趋势。

乙肝疫苗接种人群

- 新生儿、婴幼儿普种。
- 高危人群
  - HBV 感染者的配偶、子女和其他密切接触的家庭成员；
  - 长期受血输血依赖者，如血友病、再生障碍性贫血等血液疾病患者；
  - 血液透析患者；
  - 医护人员；
  - 免疫力低下者，如 HIV 阳性者；
  - 器官移植及与癌症等患者；
  - 吸毒者及性乱者。

乙肝疫苗预防方法：

- 未感染 HBV 的人接种乙肝疫苗能预防 HBV 感染，但对于已感染 HBV 的人无效。
- 于出生时、出生后 1 个月、6 个月共注射 3 次（0、1、6 方案）。
- 儿童接种疫苗后有效率达 90% 以上。
- 从 2002 年起，我国已将乙肝疫苗接种列入新生婴儿计划免疫。
- 新生儿以外人群接种乙肝疫苗。

⚡ 慢性乙型肝炎患者的自我保健

有些患者有的人感到焦虑不安，有的人对既成事实仍表示怀疑，甚至否认它的存在，有的人则表现为恐惧、愤怒等等。生理上也会出现血压升高等反应。心理的、生理的反应常常交织在一起，使人情绪波动，身体感觉不舒服。

中医自古就有"怒伤肝"的说法，情绪的波动与肝病的发展密不可分。

现代医学认为，长期愤怒抑郁的情绪，可使人体的交感神经经常处于紧张状态，肝脏血供减少，不利于肝脏的营养和修复；同时，不良的情绪体验使机体的免疫功能降低，不利于病毒的清除和抑制。

● 在中国，大部分乙肝病人的年龄在 20 岁到 50 岁之间，他们大多是社会的中坚力量，肩负着社会和家庭双重责任。

● 生活中各种各样的压力又是不可避免的，如何对待生活中的各种压力将严重影响其控制疾病的能力。因此，肝病病人如何识别和处理压力是非常重要的。

限制和控制精神压力对人造成的不良影响：

● 寻找使你产生压力的原因；

● 看看你对压力的反应是什么；

● 设法改变你对压力做出的反应；

● 常见的产生压力的原因有：

朋友关系的不稳定、婚姻问题、经济问题、新工作、搬家、孩子的出生、对孩子的担心、其他心理因素……

● 面临压力时，要注意自己的感觉，也就是你对压力的反应

● 通过找出引起压力的原因和自己对它的反应，并采取相应的措施来解决压力。

虽然通常无法摆脱这些压力，但为了减轻它的不良影响，我们可以改变自己对它的反应，可以通过改变自己的生活而摆脱压力。

● 以下一些方法或许对减轻精神压力有所帮助：

◎ 跟别人谈一谈使你心烦的事。

◎ 加入一个肝病病友协会。

◎ 培养一个爱好。

◎ 参加适当的体育活动。

◎ 不要勉强自己，学会拒绝别人。

◎ 出去散一散步。

◎ 沉思片刻。

◎ 做肌肉放松练习：深呼吸。

◎ 向心理医生咨询。

● 减轻压力的技巧：

◎ 列出你喜欢做的事情；

◎ 在日历上做出你的计划；

◎ 保持幽默感；

◎ 适当运动（气功，瑜珈，放松术）；

◎ 听音乐，大笑，幻想，睡觉，做你喜欢做的事，什么都不做。

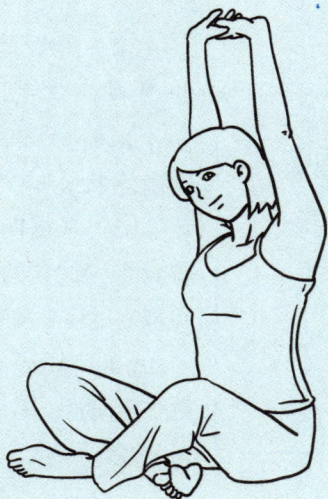

● 有些摆脱压力的方法是非常不健康的：

　○ 吸烟；

　○ 饮酒；

　○ 吃含糖或脂肪高的零食；

　○ 用食物或零食来奖励或安慰自己；

　○ 远离或疏远你的朋友或家人。

● 乙肝患者应适度进行体育锻炼

如果病情比较轻，一般的散步，慢跑，短时间打打乒乓球都是可以的。

如果病情比较重，这个时候建议不能运动，只能休息。但是这种休息并不强调一定要躺在床上休息，可以有日常的活动。这种日常活动有一个原则，如果刚刚感到有点累，那么这时候应该停下来，不能像正常运动那样出现过度劳累。

● 乙肝患者的饮食

（1）对于肝病患者来讲，高蛋白，高维生素饮食有利于肝脏的修复。

一日三餐，平衡膳食；
多吃易消化，低脂肪食物；
多吃富含维生素饮食；
平时多喝水；
绝对禁酒；
乙肝患者不忌酒等于"慢性自杀"。

（2）慢性肝炎急性发作阶段的患者，饮食应清淡、易消化，利于减轻厌油、恶心、呕吐等消化道症状。

（3）恢复期的患者注意不要吃糖太多，饮食的量也不能太多，避免恢复过程中发生脂肪肝或糖尿病。

（4）肝硬化患者应严禁饮酒，脂肪尤其是动物脂肪不宜摄入过多。

● 春季慢性乙肝易复发

春天万物复苏、气候多变，是四季里的多病之季，肝病也多在春季复发。

大部分慢性乙肝复发无症状，要及时发现肝病复发，最好的方法就是在气候明显变化的春季定期进行肝功能检查。尤其是乙肝病毒携带者或慢性乙肝长时间无症状者，更应重视肝功能复查。

乙肝治疗过程中，您还需要…

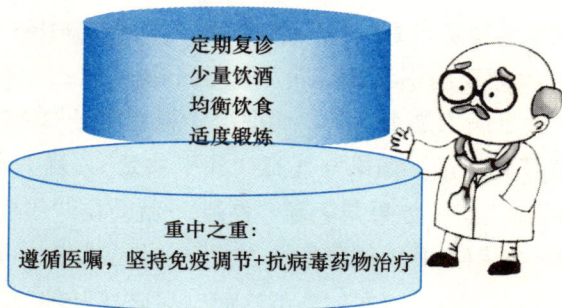

定期复诊
少量饮酒
均衡饮食
适度锻炼

重中之重：
遵循医嘱，坚持免疫调节+抗病毒药物治疗

5　意外暴露 HBV 后的预防

在意外接触 HBV 感染者的血液和体液后，可按照以下方法处理：

● 血清学检测应立即检测 HBsAg、抗 –HBs、ALT 等，并在 3 和 6 个月内复查。

● 如已接种过乙型肝炎疫苗，且已知抗 –HBs ≥ 10 mIU/ml 者，可不进行特殊处理。

● 如未接种过乙型肝炎疫苗，或虽接种过乙型肝炎疫苗，但抗 –HBs <10mIU/ml 或抗 –HBs 水平不详，应立即注射乙肝免疫球蛋白 200~400IU，并同时在不同部位接种一针乙型肝炎疫苗（20μg），于 1 和 6 个月后分别接种第二和第三针乙型肝炎疫苗（各 20μg）。

6 男性患者治疗期间妻子可以怀孕吗

胚胎是由父亲的精子和母亲的卵子结合而成，核苷类似物可以诱发精子细胞异常，因此，无论男方或女方在抗病毒治疗均不宜怀孕。

7 "小三阳"患者为什么有的转氨酶正常，有的不正常

小三阳患者是指 HBsAg(+)，抗 HBc(+)和抗 HBe(+)的患者。一般认为病毒复制不活跃，传染性也不强。但乙型肝炎的肝损害，不取决于病毒是否活跃，而取决于患者本身的免疫系统如何对待乙型肝炎病毒。如果与病毒"和平共处"，就不会引起肝损伤，肝功能就正常，如果与病毒"作战"，就会在"作战"的同时，破坏肝细胞，引起肝功能异常。如果在"作战"时，有效地清除了病毒，就会痊愈。而在"作战"时，只破坏肝细胞，而对病毒的"杀伤"不利，就发展成为慢性肝炎，造成长期的肝功能异常。

8 e 抗体阳性是不是一定好

e 抗原阳性转变为 e 抗体阳性，可能有两种情况。一种是随着 e 抗原转阴，HBV DNA 也转为阴性，继而肝功能也正常，一般认为这是一种预后良好，传染性没有的表现；另一种情况是 e 抗原转阴，e 抗体转阳，但 HBV DNA 仍阳性，或者血中 HBV DNA 阴性但肝组织中的 HBV DNA 仍阳性，虽然病毒复制降低，但仍在复制，仍有传染性，肝脏仍在受损，病情仍在发展。因此，e 抗体转阳并非都是好事。此外，还有一种变异的乙肝病毒，始终不出现 e 抗原阳性，但 HBV DNA 持续阳性，说明病毒从未减少过，这种类型的乙型肝炎对人的危害更大。

9 哪些人应当在接种乙型肝炎疫苗注射前必须抽血化验

由于乙型肝炎在不同国家、不同地区的流行和发病情况不同，再加上乙肝疫苗生产供应的差异，世界各地对乙肝疫苗接种对象的规定也各不相同。如在乙肝感染率很低的国家，其接种对象规定仅用于乙肝表面抗原（HBsAg）及乙肝 e 抗原（HBeAg）双阳性母亲的新生儿等高危人群；而像我国这样乙型肝炎高度流行的国家，乙肝疫苗接种的对象范围就比较广泛。一般认为以下几类人群应列为乙肝疫苗的接种对象：

① 乙型肝炎高发地区的所有未接种过疫苗的学龄前儿童。

② 职业献血员、长期受血者、血库工作人员、血液透析患者。

③ 肾移植接受者、同性恋或有多个性伴侣的异性恋者、静脉内注射毒品的药瘾者、教养机构中的长期拘禁者，以及免疫障碍或免疫抑制剂接受者等等。

注射乙肝疫苗前，对乙型肝炎的易感人群和高危人群进行抽血化验，目的是检查 HBsAg 和抗 –HBs 的情况，以确定是否可以接种疫苗。如两者均为阴性，说明其系未接种过疫苗或未完成全程免疫的接触者，应立即在 24 小时内进行疫苗接种；如为阳性，说明已感染过乙肝病毒（HBV），且多数人已产生乙肝保护性抗体——抗 –HBs，具有主动免疫力。即使经过相当一段时间，血中的抗 –HBs 浓度下降至测不出的水平时，一旦再接触了 HBV，仍能引起人体的免疫应答，使抗 –HBs 浓度再度升高，故不需再接种乙肝疫苗。至于肝炎产妇所生新生儿，首次注射乙肝疫苗前，不一定抽血化验；到第二、第三次注射前则应常规检测抗 –HBs。其抗体的产生常见的有三种类型：

Ⅰ型：初次接种后半个月内可产生少量抗体，1 个月内消逝，复种后表面抗体浓度即呈急剧上升趋势。

Ⅱ型：第二次接种后约 1 个月开始出现抗 –HBs，且浓度逐渐升高。

Ⅲ型：首次接种后 3 ~ 4 个月开始出现抗 –HBs，表现为迟发型。

因此，每次接种乙肝疫苗前应先抽血检测 HBsAg 和抗 –HBs 初次或第二次接种后如产生高滴度抗 –HBs，就可减少接种次数。

10 赶时髦要提防乙型肝炎侵入

这里说的"时髦"，是专门针对某些存在乙肝病毒传播隐患的"时髦"项目来说的。比如时髦的穿耳洞甚至鼻洞；时髦的针灸减肥；时髦的"文身艺术"。一旦从事这些时髦项目的场所没有严格的卫生条件作保障，谁敢保证那些在你身上穿刺着的针头上面就没有乙肝病毒存在呢？

某大学一位"时尚人士"被确诊为乙肝患者时，医生调查其家族史和周围环境都没有乙肝病人存在，也排除了医源性血液传播的可能。在无法断定其如何感染的时候，偶然发现这位"时尚人士"全身上下共有 4 个耳洞和 5 处文身，并且这些"小儿科"手术都是在一家私人店里做的。由此可知，他感染乙肝病毒八九不离十就是"追赶时髦"的代价了。

11 乙型肝炎患者不能从事什么职业

2010 年 2 月 10 日，人力资源和社会保障部、教育部、卫生部联合发布《关于进一步规范入学和就业体检项目维护乙肝表面抗原携带者入学和就业权利的通知》（以下简称《通知》），规定"因职业特殊确需在入学、就业体检时检测乙肝项目的，应由行业主管部门向卫生部提出研究报告和书面申请，经卫生部核准后方可开展相关检测。经核准的乙肝表面抗原携带者不得从事的职业，由卫生部向社会公布。军队、武警、公安特警的体检工作按照有关规定执行。"目前，经卫生部核准的乙肝表面抗原携带者不得从事的职业和可以开展相关检测的行业有：

①根据人力资源和社会保障部发布的《公务员体检特殊标准（试行）》，"乙肝病原携带者，特警职位，不合格。"

②根据《卫生部关于民航空勤人员体检鉴定乙肝检测调整意见的复函》要求，民航招收飞行学生体检鉴定乙肝项目检测，可以保留体检鉴定乙肝项目检测。

③血站从事采血、血液成分制备、供血等业务工作的员工。根据《卫生部关于修订＜血站质量管理规范＞"8·4"条的通知》（卫医政发〔2010〕69号）要求，血站应"建立员工健康档案。对从事采血、血液成分制备、供血等业务工作的员工，应当每年进行一次经血传播病原体感染情况的检测。对乙型肝炎病毒表面抗体阴性者，征求本人意见后，应当免费进行乙型肝炎病毒疫苗接种"（卫生部政务公开办公室2011年2月17日发布）。

12 卫生部取消公民入学、就业"乙肝五项"检查

2009年12月29日，卫生部新闻发言明确表示，计划取消入学、就业体检中"乙肝五项"的检查，组织者不得强制体检者接受检查，同时，明确禁止将携带乙肝病毒作为入学、就业的限制条件，切实保障乙肝病毒携带者的入学权利。

国家三部委发布了《关于进一步维护乙肝表面抗原携带者入学和就业权利的通知》。

附:《关于进一步维护乙肝表面抗原携带者入学和就业权利的通知》

为进一步维护乙肝表面抗原携带者公平入学(含入幼儿园,下同)、就业权利,现就有关问题通知如下:

一、取消入学、就业体检中的乙肝病毒血清学检查

在公民入学、就业体检中,取消乙肝病毒血清学检测项目(以下简称乙肝五项,包括乙肝病毒表面抗原、乙肝病毒表面抗体、乙肝病毒 e 抗原、乙肝病毒 e 抗体和乙肝病毒核心抗体检测)。各级各类教育机构在开展各阶段教育招生入学体检时,不得检查"乙肝五项"。用人单位在招工、招聘体检中,不得将"乙肝五项"检查列入体检标准,也不得要求应聘者提供"乙肝五项"检测报告。各级医疗卫生机构不得在入学、就业体检中提供"乙肝五项"检查服务。

因职业特殊确需在就业体检时检查"乙肝五项"的,应由行业主管部门提出研究报告和书面申请,经卫生部核准后方可进行。未经卫生部核准,任何行业、单位不得自行将"乙肝五项"检查项目列入入学、就业体检标准。军队、武警、公安特警的体检工作按照有关规定执行。

在公民入学、就业体检中,可检查丙氨酸氨基转移酶(ALT,简称转氨酶)项目,以评价肝脏功能。如转氨酶异常,再做相应检查以区分病因,以尽早发现乙肝病人、尽早治疗患者。

二、进一步维护乙肝表面抗原携带者入学、就业权利,保护乙肝表面抗原携带者隐私权

各地要认真贯彻落实就业促进法、教育法、传染病防治法等法律法规,切实维护乙肝表面抗原携带者公平入学、就业权利。各级各类教育机构不得以学生携带乙肝表面抗原为理由拒绝招收或要求退学。除报经卫生部核准的特殊职业外,用人单位不得以劳动者携带乙肝表面抗原为理由拒绝招（聘）用。用人单位不得以携带乙肝表面抗原为理由辞退或解聘劳动者。为医学目的而开展的"乙肝五项"检查，检查机构应严格保护受检者的隐私；为健康体检目的而开展的"乙肝五项"检查，检查机构应充分尊重受检者的选择权并保护其隐私，体检组织者不得强制要求受检者接受"乙肝五项"检查。

三、进一步加强监督管理，加大执法检查力度

各地和各有关部门要抓紧对现行有关规定的清理、修订工作，凡是与国家法律、行政法规和本通知要求相抵触的，要坚决废止。

县级以上地方卫生行政部门要对本行政区域内医疗卫生机构开展的健康体检进行监督管理。对医疗卫生机构违规进行"乙肝五项"检查的，或泄露乙肝表面抗原携带者个人隐私的，县级以上卫生行政部门视情节对其进行处理。

各级教育行政部门要及时调整入学体检项目，规范入学体检表格的内容。要加强对教育机构的监督，督促教育机构严格执行招生体检相关规定，及时查处和纠正违反规定进行"乙肝五项"检查的行为。

各级人力资源社会保障行政部门要加强对用人单位招工、招聘行为的监督检查，督促用人单位严格执行国家相关规定，对用人单位违法要求求职者进行"乙肝五项"检查的，要依法严肃处理。对发生的劳动人事争议，按照有关法律法规进行调处。要及时调整技工院校入学体检项目，督促技工院校严格执行招生体检相关规定。

地方各级人力资源社会保障部门、教育部门、卫生部门要设立并公布投诉、举报电话，认真受理投诉、举报。

四、加强乙肝防治知识和相关政策的宣传教育

各地、各有关部门要高度重视乙肝防治知识和相关政策法

规的宣传教育工作。乙肝病毒经血液、母婴垂直和性接触三种途径传播，日常工作、学习和生活接触不会传播乙肝病毒。乙肝表面抗原携带者身体无临床症状，肝功能正常，不是病人，可以正常学习、就业和生活，不会因共同学习、工作等对周围人群构成威胁。要通过宣传引导，帮助社会公众全面正确了解乙肝防治知识，消除公众在与乙肝表面抗原携带者一起工作、学习问题上的疑虑，形成有利于乙肝表面抗原携带者入学、就业的良好社会氛围。

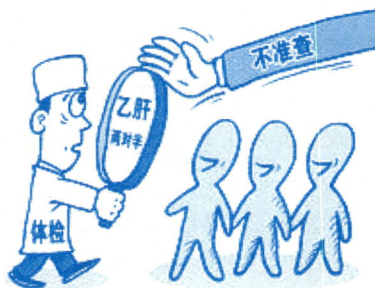

人力资源社会保障部门要积极帮助用人单位了解相关法律规定，引导劳动者依法维护自身权益。教育部门要面向学校开展系列宣传教育，将乙肝传播途径与防治基本知识纳入中小学生物等相关课程。卫生部门要把加强乙肝防治宣传教育工作纳入当地健康教育规划，广泛宣传乙肝科学知识以及相关政策法规。

13 接种乙型肝炎疫苗后应注意什么

不能因为已接种乙肝疫苗就对肝炎掉以轻心，注射疫苗后产生的乙肝表面抗体滴度在 10mIU/ml 以上的人，才能起有效的预防作用。注射乙肝疫苗后所产生的抗体只能预防乙肝病毒感染，对诸如甲、丙、丁、戊肝等病毒性肝炎是没有预防作用的。同时，全程接种乙肝疫苗后并不是都能完全预防乙肝病毒感染，生活中仍应注意避免与乙肝病人（不是携带者）的排泄物、血及分泌物接触。注射疫苗后产生的保护性抗体也不是永久性的，应在医生指导下再加强注射。每个接种者接种乙肝疫苗后抗体水平有高有低，持续时间有长有短。要说明的是小三阳也就是说乙肝病毒携带者是不存在传染性的。

14　乙型肝炎患者/病毒携带者对自己未来的期望应客观

携带者	我会变成乙肝吗	可能，监测很重要
慢性乙肝患者	我的未来就是肝硬化、肝癌吗	不一定，恰当时机抗病毒治疗可控制疾病进展
急性乙肝患者	我会变成慢性乙肝吗	可能性很小 3% ~ 5%

乙型肝炎病毒携带者是否会转变成乙肝病人，需要观察携带者的转归问题。转归分为 3 种类型：

第一类型占 10% ~ 20%。乙肝病毒和机体长期"和平共处"，患者多无症状和体征，血清转氨酶长期基本正常。

第二类型占 30% ~ 40%。20 岁前后，随着免疫系统的发育成熟，机体通过若干次的清除反应，将病毒基本清除而自愈。此过程中患者一般没有症状，少部分人表面抗原也可转阴。

第三类型约占 30% ~ 40%，机体清除病毒的反应反复间歇地进行，病情时轻时重，肝功反复活动，大部分病人在 40 岁前后有了不同程度的肝纤维化或肝硬化。不过，有部分患者体内病毒终将被清除，如此患者可像正常人一样生活、工作数年至数十年，只有小部分病人病毒仍未彻底清除，肝脏炎症仍在活动，肝硬化不断加重直至出现各种并发症或癌变。

急性HBV感染

婴儿期感染>95%　　　　　成年人感染3%～5%

慢性HBV感染

慢性乙型肝炎

5年发生率12%～25%

5年发生率6%～15%　　　肝硬化　　　5年发生率20%～23%

肝细胞癌　　　　　　　　　　　肝功能衰竭

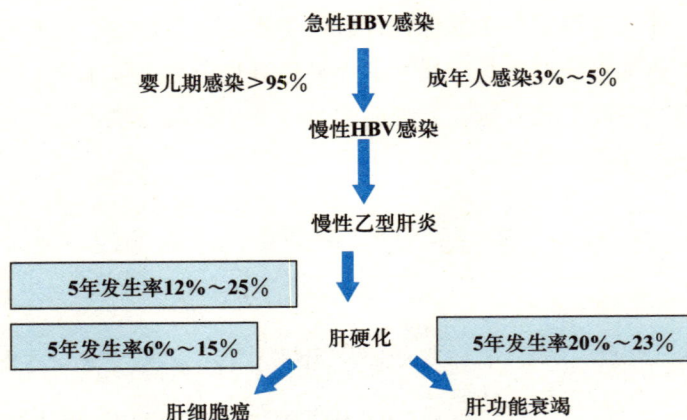

15　乙型肝炎会对别人有伤害吗

我可以结婚生育吗	没有问题，肝功监测十分必要
会传染给性伙伴吗	会的，避孕套和疫苗可以阻止
我会把病毒留给宝宝吗	合理阻断可能性很小

16　如何防止乙型肝炎的家庭内传播

● 首先日常接触不会感染乙肝病毒，避免家庭歧视；

● 如果家人表面抗体阴性可接种疫苗，以获得针对乙肝的保护性；

● 避免血液接触；

● 提倡安全性生活。

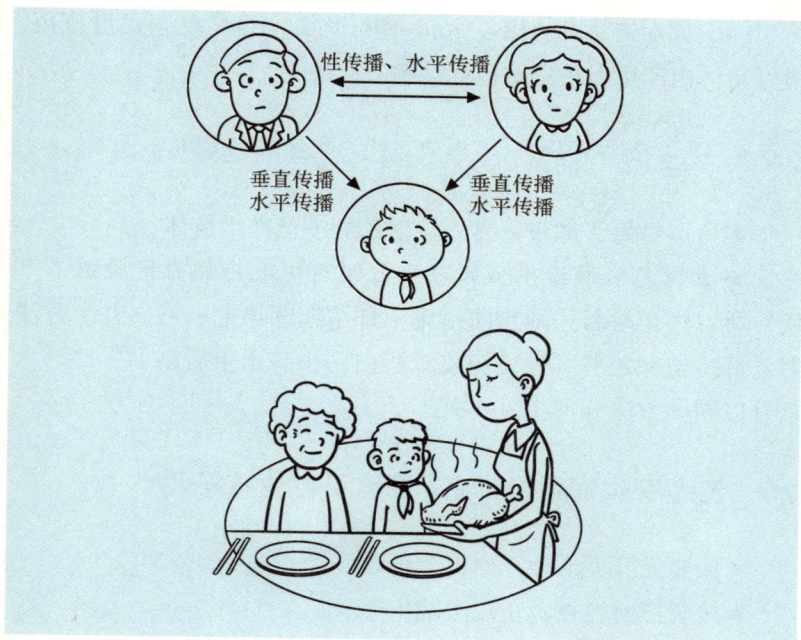

17　乙型肝炎病毒携带者／患者能否结婚

　　当然可以。但要求做到以下几点：

　　（1）婚前查肝功能及病毒指标，判断传染性的强弱。

　　（2）如肝功能明显异常，自觉症状明显，先治疗，以最佳状态迎接人生大事，以免因结婚劳累而加重病情。

　　（3）对方检查，Anti-HBs 阳性，说明对乙肝病毒有一定的免疫力，一般不会再感染。

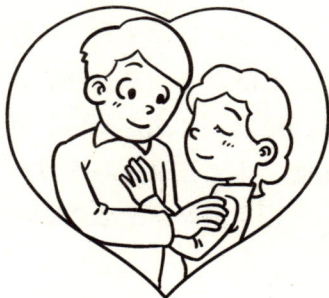

（4）如对方 Anti-HBs、Anti-HBc 均为阴性，注射乙肝疫苗，最好待体内产生保护性抗体后结婚。

18 "大三阳"患者、"小三阳"患者能结婚吗

● 可以结婚，健康一方先注射乙肝疫苗产生抗体。

● 女性乙肝病毒携带者在生育时有可能将病毒传染给下一代，所以怀孕时要采取预防措施：怀孕期间第七、八、九个月注射乙肝疫苗和乙肝高效价免疫球蛋白，小孩出生后第一、二、六个月以同样方法分别注射一次。

19 乙型肝炎病毒携带者 / 患者可以生孩子吗

● 只要无肝炎活动，原则上可以。

● 按时产前检查，正规医院生产。

● 新生儿出生 24 小时内注射高效价的乙肝免疫球蛋白和乙肝疫苗。

20 慢性乙型肝炎患者的运动注意事项

慢乙型肝炎患者一般并不需要绝对休息，应以"动而不劳"，"劳而不倦"为准则。

劳动和运动太过，可耗损人体之气，从而出现四肢困倦，少气乏力等。必须因人制宜，量力而行。只有适当的劳逸，动静合理的结合，才能达到调畅气血，活动筋骨，保持脏腑的正常生理功能，达到健康长寿的目的。

饭后最好静坐或静卧半小时，不要立即外出"百步走"。

21　早停药易导致慢性乙型肝炎复发

近期发表的首个"慢乙肝经治复发患者治疗策略"指出：口服抗病毒治疗巩固治疗时间短、e抗原阴性、年龄大于40岁是乙肝容易复发的三大因素。其中，巩固治疗小于一年的患者易复发，其复发比率高达62%。乙肝复发会增加肝硬化、肝癌风险。专家建议：正在口服抗病毒治疗的乙肝患者不宜早停药。

● 危害：乙肝复发可导致病情加重

《中国慢性乙肝防治指南》明确指出，慢乙肝治疗的总体目标是：最大限度地长期抑制HBV，减少肝硬化、肝癌的发生，从而改善生活质量和延长存活时间；其中抗病毒治疗是关键。目前的口服抗病毒治疗虽然不能杀灭乙肝病毒，但可以抑制病毒的复制，一旦停药，乙肝病毒有可能再次大量复制，导致肝细胞损伤。乙肝复发使肝脏受到更严重的损伤，导致肝纤维化、肝硬化甚至是肝癌的发生。乙肝治疗领域内里程碑式的研究证实：通过拉米夫定3年治疗，可以把疾病进展率和肝癌的发生率减少近一半。所以一旦慢乙肝复发后应积极开始抗病毒再治疗，并且长期坚持下去。

● 诱因：抗病毒治疗时间短，乙肝易复发

乙肝病毒再复制是导致乙肝复发的根本原因，由于乙肝病毒DNA难以被清除，因此需要长期抗病毒治疗；而巩固治疗时间短、e抗原阴性、年龄大于40岁则是容易导致复发的三大因素。有研究显示：巩固治疗时间少于1年，复发率可达61.9%，反之巩固治疗时间超过1年者，患者的复发率仅为8.7%。值得注意的是：2009年一项针对慢乙肝患者依从性的万人调研结果发现：63%的慢乙肝患者在口服抗病毒药物过程中都曾经有过自行停药的行为。专家强调：乙肝的抗病毒治疗不能以停药为目的，早停药是乙肝复发最主要的诱因之一。

● 建议：正在口服抗病毒治疗的患者不宜早停药

对于正在抗病毒治疗的患者，即使达到停药指征后也不宜过早停药。《中国慢性乙肝防治指南》中指出：对于 e 抗原阳性的乙肝患者，在达到 HBV DNA 低于检测下限、ALT（肝功能）复常、HBeAg 血清学转换后，再巩固至少 1 年（经过至少 2 次复查，每次间隔 6 个月）仍保持不变、且总疗程至少已达 2 年者，可考虑停药，但延长疗程可减少复发；对于 e 抗原阴性的乙肝患者由于停药后复发率较高，巩固治疗的时间应该更长。

乙肝患者要树立长期抗病毒的信心，不要过早停药，减少乙肝复发的机会。

22　治疗慢性肝炎要抗肝纤维化

皮肤划破了口子会"结痂"，肝脏"受伤"了也会"结痂"，但如果"结痂"坏死的部位多了，肝脏这个人体重要"加工厂"就会"罢工"，容易演变为夺人性命的肝硬化。研究显示，有些肝部疾病即使已经有效控制了病因，但肝纤维化进程仍在悄悄继续。

治疗慢性肝炎一定要"双管齐下"，既要控制病因，也要治疗肝纤维化。目前西医在治疗肝病中对抗病毒贡献突出，但如能同时结合中医治疗肝纤维化，能大大延缓肝硬化出现的概率。

此外，急性丙肝的发作也危害较大，酒精肝、脂肪肝、药物性肝炎的发病率也显著上升。由于种种慢性肝病均发生肝纤维化，而纤维化又是肝硬化、肝癌等严重致死性疾病的必经病变过程，所以抗肝纤维化成为慢性肝病治疗的重中之重。

治疗肝纤维化必须双管齐下。由于目前西药在抗病毒上疗效显著，所以可以用西药来控制病情，从源头上切断病毒对肝脏的损害。

23　乙型肝炎患者如何与肝病和平共处

"乙肝"至今没有特效疗法，所以非常强调自我保养，只要坚持如下的五项原则，乙肝疾病患者就可能与"乙肝"长期和平共处。

原则一：定期检查，保持警惕。一般每年检查一次B超、肝功能、乙肝三对和甲胎蛋白等，如果有临床症状者，最好半年检查一次，时刻警惕，有备无患。

原则二：谨慎用药，护肝第一。"是药三分毒"，肝脏是负责解毒的脏器，任何药物都可能加重肝脏的负担，任何药能不用者尽量不用，确实需要用，应该在有经验的医生指导下谨慎选用，切忌滥用、多用。

原则三：饮食清淡，新鲜皆宜。饮食的原则是清而不燥，淡而不咸，新而不陈，鲜而勿剩。其中尤其强调应严禁饮用一切酒类饮料。

原则四：劳逸适度，保证休息。在工作和学习中，应该劳逸适度，切忌加班加点，少睡熬夜。

原则五：知足常乐，闻过则喜。情绪对肝脏影响很大。俗话说："怄气伤肝"，有了知足常乐和闻过则喜这种境界和心态，自然会有利于"乙肝"患者的长治久安。

24 乙型肝炎患者切忌大动肝火

乙型肝炎患者切忌大动肝火，因为怒伤肝！生气对肝病患者的影响显而易见。肝硬化病人生气大怒可引起呕吐、呕血和腹泻。还有的肝病患者生气之后可出现肝功能异常，甚至引发肝坏死。这对肝病患者的病情都是很不利的。作为乙肝患者，应学会有效的为自己的心理解解压，下面就给患者们介绍几种"防火"的好方法。

不自卑

慢性乙肝患者和正常人没有什么两样，工作和一般生活接触不会将疾病传染。

不盲目比较

不同的患者，其病情、治疗效果和预后都是不相同的，不讲条件地比较没有意义。

不求快

既然是慢性病，治疗起来就必然要经历一定的过程和时间。有的乙肝患者在治疗过程中盲目求快，而导致偏听偏信小广告，最后吃了大亏。可见，乙肝治疗不能求快。

不惧怕

疾病是弹簧，你弱它就强。患了慢性乙肝绝非走上了不归路，有的人能自愈，更多人可以得到有效治疗。

不急躁

对暂时不需要治疗的乙肝病毒感染者，必要的等待是负责任的表现，不要急躁。

好的心情是一剂护肝良药。相信乙肝患者在做到以上几点心理解压方法后，不但心理能够得到放松，对病情的控制也有好处。在此要提醒各位"乙友"记住：保持量好心情，切忌大动肝火。

25　不良行为危害肝脏

有些不良行为会伤肝，常见的这些不良行为有：

（1）久坐不动　关节、肌腱、韧带属于肝系统，是肝脏赖以疏泄条达的结构基础、重要通道。电脑、电视、汽车让人久坐不动，令许多人关节肌腱韧带僵硬，失去柔韧灵活，使肝疏泄条达系统内的通道不畅通。所以，我们经常会觉得，越是坐着，越是不运动，人就会越是郁闷或脾气暴躁。

（2）过度吸烟饮酒　烟中含有的尼古丁和酒的代谢产物乙醇对肝脏来说极其不利。而且饮酒会提高发生脂肪肝、酒精性肝病的机会，抽烟的危害首先在于烟草产生的烟雾中含有上千种有害物质，被吸入人体后，对多种内脏器官包括肝脏都有不同程度的损害，是导致疾病、诱发癌症的主要危险因素之一。所以有肝病的人应该完全戒烟戒酒。

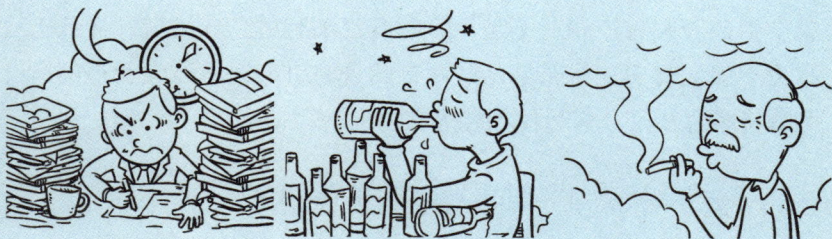

（3）胡乱吃药　除了医师处方药，避免自行服用其他药物，因为服用多种药物容易产生药物交互作用，影响肝脏代谢药物能力。有肝病的人就医时，应告知医师他目前正在服用的所有药物，以作为医师处方时的参考。

（4）爱吃油腻食物　油是生活中不可缺少的；脂肪是人体必需的营养物质之一。适当地摄入含脂肪的食物可以供给我们人体以能量，维持人体的正常生理功能。但是，吃太多脂肪含量高的油腻食品则是健康饮食的禁忌。

（5）吸毒　肝脏是人体的"化工厂"，人体吸收的各种物质的转化、合成都是由肝脏来完成的；肝脏也是人体最大的解毒器官，负责分解人体吸收的有毒物质。前面讲的酒精、药物都有可能对肝脏造成一定损伤，更何况是我们闻之变色的"毒品"呢。

（6）食用加工食品　这些"食物"通常是热量高、缺乏营养素、高淀粉及高脂肪，并且充满化学物质，对人体的肝脏是百害而无一益。

（7）七情郁结　肝气郁结或快或慢会反映出一系列躯体疾病：胃痛、腹痛、头痛、胸闷、月经不调、乳腺增生、子宫肌瘤、色斑、高血脂、脂肪肝、高血压等等。一般人往往经不起多次大怒激愤的情绪冲击，会导致肝气横逆、肝阳暴涨，太伤肝太伤人了。

（8）睡眠不足　如果睡眠不足，该休息的时候不休息，这样就会引起肝脏血流相对不足，影响肝脏细胞的营养滋润，导致抵抗力下降。对于这些感染乙肝病毒的人来讲，原本已经受损的肝细胞将难以修复并有可能加剧恶化。

26 "乙肝小三阳"患者有哪些保养方法

乙肝小三阳是种顽固性疾病，据调查机构证实，乙肝小三阳转化为肝硬化、肝癌的概率是乙肝病种中最高的，这其实有较大部分原因是跟小三阳患者日常生活中不注意保养是有很大关系的。那么乙肝小三阳有哪些保养方法呢？

★ 运动疗养

慢性乙肝小三阳可以选择一些运动来活动筋骨、增强免疫力，但是慢性乙肝小三阳运动疗养一定要谨记的原则就是适量，而且，运动的时候要随时关注自身病情，一旦发现病情有变，就应该及时尽早的医治，慢性乙肝小三阳可以选择的运动项目有散步、踏青、打球、打太极拳等，如果运动的时候，出现有明显的慢性乙肝症状表现，一定要立即停止，到医院观察。

运动的最佳形式：有氧运动

无氧运动

有氧运动

⊙ 特点
· 强度低、有节奏、不中断、持续时间长
⊙ 有氧运动类型
· 如步行、慢跑、游泳、骑车、爬楼梯
登山、打球、做健身操等

★ 睡眠疗养

乙肝小三阳睡眠疗养是必须要保证的，由于乙肝小三阳患者肝细胞有损伤，所以，保证充足的睡眠，是修复受损肝细胞的最佳保证，一般而言每天至少 8 小时的睡眠，而且，中午的时候，最好能休息一会儿，不要干体力活，否则极容易诱发病情恶化。

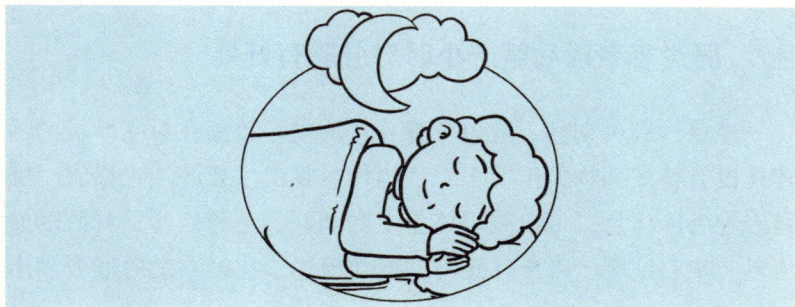

★ **情志调养**

乙肝小三阳患者一样要保持心情舒畅。因为，怒则伤肝，乐观开朗，心平气和，无忧无虑。可以避免肝火出现，肝气顺调。这样就不会伤及肝气，才不会有肝病出现。

★ **饮食调养**

慢性乙肝的饮食调养应该放在第一位，只有合理的饮食，多样化的食物，才能保证身体的所需，增强身体的免疫力，同时慢性乙肝小三阳可以多选择一些对肝脏有好处的食物，新鲜水果，豆制品，蔬菜，瘦肉，淡水鱼类等，这些富含维生素和蛋白质的食物，不仅对缓解病情有好处，而且，还可以修复受损的肝细胞。

多吃新鲜蔬菜和水果

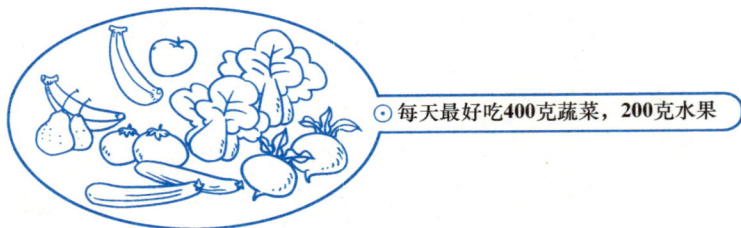

⊙ 每天最好吃400克蔬菜，200克水果

27 肝炎患者饭后躺一小时对肝脏有好处

患急性肝炎期间，应以"静养"为主：目前在对于肝炎的治疗还没有特效药物的情况下，适当休息是最主要的治疗措施。这是因为卧床休息，可以减轻体力上的消耗，还可以增加肝脏的血流量。实验证明，卧床休息时的肝血流量，比站立的时候要多出

40%。卧床休息时，能保证肝细胞再生修复时所需要的营养物质。休息得越好，病情也就好转得越快、越彻底。

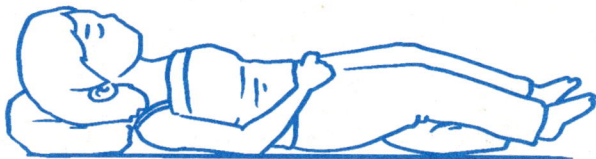

饭后躺一小时对肝脏有好处：如果病人开始有黄疸的症状，等到黄疸消退，症状也明显好转以后，每天可以起床活动一两个小时，但是，要以病人不感觉到疲劳为限度。以后，随着病情逐渐好转，活动量逐渐增加的时候，也要掌握不要疲劳这个度。肝脏细胞被损害的时候，尽可能使血液多流向肝脏，多供给肝细胞氧和营养成分。因此，饭后卧床休息一两个小时是绝对不可缺少的，这样可以增加流入肝脏的血液量，对肝脏的修复是有好处的。

恢复期要"动静结合、循序渐进"：到了恢复期，病人的活动可以增加，要"动静结合、循序渐进"。一直到症状消失，肝功检查正常后，病人就可以每天进行一定时间的锻炼了。但活动量要小，如散散步，打打太极拳等。

这样再经过一两个月的密切观察，病情始终稳定，肝功能也正常，病人就可以恢复日常生活，但也要避免剧烈的体力活动，从事脑力劳动的人，也要注意不要过劳，同时保证充足的睡眠时间。

28 肝硬化患者生活上的禁忌

患上了肝硬化，该有哪些禁忌？

★ **忌吃某些鱼**

消化道出血是肝硬化病人常见的并发症和死亡原因，而且吃鱼又往往是引起出血的原因之一。金枪鱼、沙丁鱼、秋刀鱼、青花鱼这些鱼中含有一种叫廿碳五烯酸的不饱和有机酸，含量高达1%~1.5%。鱼油中含量最丰富。

人体不能从其他自由脂肪酸中合成廿碳五烯酸，完全靠从食物中获得。廿碳五烯酸的代谢产物之一是前列环素，它能够抑制血小板聚集，而肝硬化病人本来就有凝血因子生成障碍和血小板数量少，一旦进食含廿碳五烯酸多的鱼，血小板的凝聚作用就更低，很容易引起出血，而且难以止住。所以，有出血倾向的肝硬化病人，最好禁止吃上述这四种鱼。其他鱼类含廿碳五烯酸的含量要少得多，比如鲤鱼、比目鱼、真鲷钱。肝硬化病人若为了增加体内蛋白质以消除腹水，吃鲤鱼汤无妨。

★ **忌食过多的蛋白质**

肝硬化病人多吃一些蛋白质，不仅能提高血浆蛋白含量，防止或减少肝脏的脂肪浸润，而且还可以促进肝组织恢复和再生。然而，如果一日三餐吃进去的蛋白质总量超过了每天每公斤体重2~3.5克的限度，就会有副作用。过量的蛋白质在体内产生过多的氨，肝脏不能将其转化为无毒物质排出，最终结果是导致肝昏迷。如果已经发生过肝昏迷或有肝昏迷前兆的病人，更应严格限制蛋白质的摄入量，每天每公斤体重不应超过0.5克。可见，对肝硬化患者，根据病情适当调整蛋白质摄入量有着非常重要的意义。

★ **忌酒和烟**

长期饮酒可导致酒精性胃炎甚至酒精性肝硬化。饮酒还会引起上腹不适，食欲减退和蛋白质与B族维生素缺乏。另外酒精对肝细胞有直接毒性作用。尼古丁有收缩血管作用，造成肝脏供血

第九章　三分治七分养
——乙型肝炎的预防与日常调养

减少，影响肝脏的营养，不利于肝病稳定。因此，肝硬化病人忌烟酒。

★ 忌食糖过多

人们知道，肝炎病人要适当补弃一些糖。但肝硬化病人则不同，由于肝硬化时肝细胞遭到严重破坏，肝脏将单糖合成糖原贮存和将一部分单糖转化为脂肪的功能已显著降低。此时，若病人再长期大量的吃糖，就会出现糖尿并发肝性糖尿病，给肝硬化的治疗增添困难。

★ 忌食辛辣食物

肝硬化时，门静脉高压会引起食道下端、胃底和肛门静脉扩张，而且肝硬化常常并发胃黏膜糜烂和溃疡病。病人若再进食辣椒等辛辣食物，会促使胃黏膜充血、蠕动增强，从而诱发上消化道出血，引起肛门灼痛和大便次数增多，加重痔疮，引起肛裂。

★ 忌食盐过量

肝硬化病人肝脏破坏抗利尿素的功能减弱，因此尿量减少，使盐潴留在体内，加之血浆蛋白的减低而出现浮肿或腹水。因此，肝硬化病人应严格控制食盐的摄入量。肝硬化无水肿或水肿轻微者，每日吃盐不得超过 5 克；水肿严重者，盐的摄入量不得超过1 克。

★ 忌吃过硬食物

由于肝硬化时门静脉高压引起食道下端和胃底血管变粗、管壁变薄。粗糙食物未经细嚼慢咽就吞入胃中，就可能刺破或擦破血管而引起大出血。上消化道出血是肝硬化病人的常见并发症和死亡原因之一，不可大意。

★ 忌滥服药物

由于肝硬化时肝功能降低，药物在肝内的解毒过程大大减慢，药物可在体内蓄积，特别是麻醉药和镇静药不仅对肝脏有直接毒性作用，而且会诱发肝昏迷。所以，要尽量少用药，所用药物必须是非用不可才用。

★ **慎过性生活**

肝硬化病人不节制性生活，可诱发肝昏迷和上消化道出血。代偿期肝硬化病人的性生活次数要有相当程度的减少，而失代偿期则应禁止。

★ **忌劳累**

中医认为，人动血分经络，人卧血归肝脾。这可说明肝硬化病人应多休息。卧床休息，能减少肝代谢的需要量，增加肝的血流供应量，有利于肝细胞的营养与再生，促进病情稳定。如不仅不休息，而且劳累过头，则情况恰恰相反，肝细胞还会再次出现坏死，从而加重病情。

★ **忌情绪悲观**

过于忧郁和懊丧会导致人体免疫功能失调，加重疾病的发展。肝硬化病人应像那些以精神力量战胜晚期癌症许多年仍健康地活在世上的人那样，坚信自身机体能战胜病魔。

29 良好睡眠是乙型肝炎患者最好的补药

现代社会，竞争日益激烈，人们处在一个高压的环境里，一些具有不良性格的人极易患上精神疾病。而情志变化，发怒或者生气，会影响到"人体化工厂"——肝脏的健康。要保持自己的精神健康，远离不良情绪困扰。注意调节情志，养肝护肝。而保证充足的睡眠是保肝护肝的一剂良药。

> 崔先生是某知名广告公司优秀设计人员，其文案创意深得老板和客户赏识。最近，他连续奋战3个晚上所做的新产品广告策划，却遭到了老板的当头棒喝，使他情绪异常低落。无奈，他连日进行再创作，再加工，几天来，好的创意没形成，却发现自己失眠了，晚上睡不着，白天头脑不清醒，工作无法进行，肝功能也出现了异常。使他非常痛苦。后果。

30 如何预防接吻传染乙型肝炎

《慢性乙型肝炎防治指南》指出，乙肝病毒主要经血和血制品、母婴、破损的皮肤和黏膜及性接触传播。围生期传播是母婴传播的主要方式，多为在分娩时接触HBV阳性母亲的血液和体液传播。经皮肤黏膜传播主要发生于使用未经严格消毒的医疗器械、注射器、侵入性诊疗操纵和手术，以及静脉内滥用毒品等。其他如修足、文身、扎耳环孔、医务职员工作中的意外暴露、共用剃须刀和牙刷等也可传播。与HBV阳性者性接触，特别是有多个性伴侣者，其感染HBV的危险性明显增高。由于对献血员实施严格的HBsAg筛查，经输血或血液制品引起的HBV感染已较少发生。

乙肝病毒携带者能接吻吗？以上各种说法都证实乙肝病毒携带者接吻传播乙肝的可能性不是很高，但是却无法排除这种可能性。因此，我们需要采取一些措施，才能更大程度的避免乙肝病毒接吻传播。

（1）给所有未感染人群补种或全程注射乙肝疫苗，使其产生足够的乙肝抗体才能有效地避免乙肝病毒的传播。

（2）双方有口腔黏膜破损时，应该避免接吻。即使没有伤口，接吻时也应尽量柔柔，以免不小心出现损伤。

（3）HBV DNA 阳性的乙肝病毒携带者应该随时检测身体状态，把握时机将 HBV DNA 治疗成为阴性，可以大大地降低传染性。

31 会发生宫内传播吗

● 宫内传播的概率很低，主要由胎盘轻微剥离，渗漏的母亲血液进入了胎儿血循环引起的。

● 避免剧烈运动如跳跃、跌跤可减少胎盘剥离的风险。

● 宫内传播很难预防，没有证据预防性注射免疫球蛋白可以降低此风险，因此不建议常规使用。

● 怀孕期间使用核苷类似物有潜在致畸风险。

预防母婴传播最重要的手段是分娩后及时接种乙肝疫苗，并注射乙肝免疫球蛋白。

32 怀孕会使乙型肝炎加重吗

● 肝功能：怀孕对肝功能的影响很小，不会加重肝脏病变。

● 球蛋白：怀孕时血容量扩张、血液稀释而白蛋白降低，球蛋白可以代偿性增高。

● 碱性磷酸酶：胎盘可以分泌碱性磷酸酶，怀孕后血清碱性磷酸酶，分娩时达高峰。

33 肝功能异常女性怀孕怎么办

● 肝功能轻度异常，最好不要用药，避免对胎儿的影响。

● 严重肝功能异常需要首先考虑孕妇的生命安全，并与产科医生和传染科医生共同协商处理方案。

● 怀孕6个月后肝功能异常可视肝功能情况，适当给予降酶治疗，这时往往是比较安全的。

34 治疗期间是否可以怀孕

任何药物对胚胎都有可能产生影响，怀孕早期最好不要用药。

● 男方：核苷类似物可以诱发精子细胞异常。

● 女方：所有核苷类似物都没有做过致畸试验（也不允许做）已知的是治疗丙型肝炎的核苷类似物病毒唑（又称利巴韦林）有明确的致畸作用。

● 目前的检测手段 B 超或羊水检查，都很难查出胎儿是否存在畸形。

● 子宫内传播的概率很低，即使有也很难预防，不建议用药预防（包括免疫球蛋白和核苷类似物）。

● 国内外均没有孕期注射免疫球蛋白可以预防宫内母婴传播的循证医学证据。

● 因此，治疗期间是否怀孕需要夫妇双方共同协商，权衡利弊做出决策。

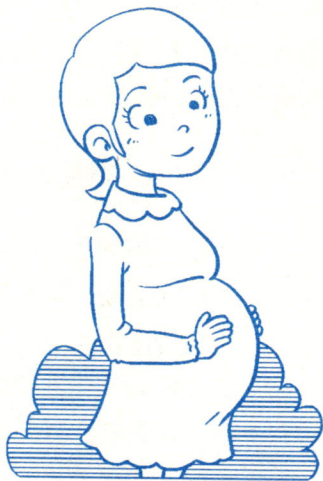

35 生育与治疗的合理安排

● 急于怀孕尚未治疗：如果是乙肝患者，又想要孩子，那就应该先怀孕，再（抗病毒）治疗。

● 不急于怀孕但需要治疗：年轻的育龄期妇女几乎都应该用干扰素，因为长期用核苷类药对以后怀孕不利。用干扰素不成功，也能降低病毒水平，可能减轻或稳定病情，比未用干扰素治疗前能更好负荷妊娠。

● 已经治疗：抗病毒治疗停药后6个月，经治疗肝脏病变稳定，反复检查肝功能转氨酶正常或轻微异常，没有明显波动时，转氨酶需要维持治疗至病情稳定后4个月左右。

36 乙型肝炎患者怀孕前后应该如何监测哪些指标

● 在准备怀孕之前，必需综合评估，以选择合适的怀孕时机。
  ◎ 监测血清转氨酶。
  ◎ B 超检查。
  ◎ 必要时需要进行肝穿刺。
● 孕中期需要监测肝功能。
● 分娩前不仅要检查肝功能，还要检查凝血情况，必要时分娩后给予止血药物。
● 分娩后需要检测肝功能、乙肝两对半、HBV DNA，必要时给予抗病毒治疗。

37 "乙肝妈妈"可以哺乳吗

迄今尚无事实证明乙肝病毒可以通过乳汁传播。
● 乳汁中检出乙肝病毒的概率很低；含量也非常小；
● 乙肝是血液传染病，不会通过消化道传播；
● 新生儿多经乙肝疫苗接种，拥有了保护性抗体，即便接触了乙肝病毒也不会感染。

乙肝母亲完全可以给孩子哺乳，这不仅有利于孩子的营养，也有助于建立母亲与孩子间的亲密关系。

38　乙型肝炎患者如何安全过性生活

病毒性肝炎是由多种肝炎病毒引起的传染性疾病，分甲型、乙型、丙型、丁型、戊型和庚型六种。如果夫妻一方患有病毒性肝炎，当夫妻之间亲密接触时，有可能接触到体液，所以在性生活中要注意预防肝炎病毒传播。

不过，这并不表示要禁欲。夫妻俩可以戴避孕套做爱，只要避免与患有肝炎的伴侣接吻、口交和在月经期过性生活即可。

另外，要避免性生活过度导致病情加重。性生活时，身体负荷加大，血液循环加速，心脏工作量增加，表现为血压升高、脉搏增快、呼吸急促。一次性生活的运动量相当于进行了一次100米赛跑，这样的体力消耗，对于肝脏功能受损的患者来说，无疑是很大的负担。

因此，肝炎患者在进行夫妻性生活时，应把握以下几点原则——

急性病毒性肝炎

（1）在急性病毒性肝炎（包括甲型、乙型、丙型、丁型、戊型、庚型）发病期，由于患者转氨酶显著升高，明显黄疸，此时肝细胞受到破坏，往往体力不支，性欲降低，不能进行性活动。

（2）急性病毒性肝炎患者在肝炎恢复期，建议等各项肝脏功能指标恢复正常半年后，逐渐开始性生活，但不宜过频，时间也不宜过长，以次日不感疲劳为标准。如果性交次日感到倦怠、腰酸乏力、食欲不振，即可认为是性生活过度，应减少或暂停性生活。

慢性病毒性肝炎

（1）慢性病毒性肝炎（包括乙型、丙型、丁型）患者在发病期间最好不要过性生活。此时病毒复制活跃，具有较强的传染性，同房会加重肝脏损伤或传染性伴侣。建议在肝脏功能指标恢复正常后，再进行性生活。

（2）慢性肝炎患者病情稳定时，即处于病毒无复制或者非常低复制的状态，可以进行有节制的性生活。性生活频率为年轻人每周1~2次，中年人每1~2周一次。过性生活时戴避孕套。

对于未婚的肝炎患者，建议婚前抓紧治疗，病情好转后再结婚，免得影响共同生活质量。乙肝表面抗原携带者的性伴侣则应注射疫苗，必要时进行乙肝免疫球蛋白注射并接受疫苗应答检测。

39 乙型肝炎患者应选择怎样的避孕方式

乙型肝炎女性在自身病情允许的情况下是可以适当的进行性生活，但由于乙肝传播途径最主要的是母婴胚胎传播，很多乙肝女性并不适合要孩子，以免自身病情不稳定生命受到威胁和孩子刚出生就感染上乙肝病毒的危险。所以，乙肝女性采取避孕措施是非常重要的。

乙型肝炎女性患者怎样选择避孕方式呢？

女性避孕的方法有很多，常用的有服用避孕药物、节育环、输软管或阻塞、阴道隔膜、阴道避孕环、安全期避孕、皮下埋置药物避孕和哺乳避孕等方法。

但对于乙型肝炎女性患者来说，最安全最有效的避孕方法就是使用安全套，这样可避免因阴道分泌物的接触而使男性传染上乙肝病毒。其他避孕方法在一定程度上都会影响乙型肝炎女性患者的身体健康，严重的话，还可能导致病情的加重，所以都不是最理想的方法。

40 乙型肝炎携带者的"性"福生活

众所周知，性传播是乙肝的主要传播方式之一。而事实上，乙肝病毒携带者可以结婚、生育，过正常的生活。性生活是夫妻生活中的一部分，乙肝病毒携带者也应该有正常的性生活，但要注意采取适当防护措施，具体应该注意以下事项。

第一，了解乙肝的传染途径。乙肝只通过血液、性接触和母婴途径传播，与乙肝病毒携带者在日常生活和工作中进行一般性的接触，是不会被感染的。但是，如果在接触过程中，乙肝病毒携带者的皮肤、黏膜有破损，其血液流到健康人体内的话，就有可能造成传染。

第二，夫妻双方要真诚相见。有病的一方要及时把情况告诉对方。夫妻中一方是乙肝病毒携带者，可以过正常性生活。但无乙肝病毒携带者的配偶要去医院做乙肝两对半检查，如果乙肝表面抗体（抗–HBS）是阳性，即配偶本身有抵抗能力，这种情况可以像正常人一样过性生活；若配偶乙肝表面抗原 HBaAg 及抗–HBs 均为阴性，则表示配偶本身无乙肝抗体，在配偶没有产生抗体之前，过性生活时要使用安全套。

第三，不想怀孕，最好用安全套。避孕药物易导致乙肝复发，严重情况下会诱发药物性肝炎。所以，不想要孩子的夫妻最好采用安全套避孕。

第四，肝炎活动期避免性生活。如果配偶处于急性乙肝发作期或者肝炎活动期，应注意休息，尽量避免性生活。因为患病期间的性生活会加重肝脏负担，有可能发生重型肝炎而危及生命。

即便患者进入急性肝炎的恢复期和慢性肝炎静止期也要适当节制性生活。

第五，尽量避免使用性兴奋药物。肝脏是体内激素主要代谢场所，所以患肝硬化和重度慢性肝炎的患者会出现激素分泌和代谢紊乱。出现这种情况时，患者应积极进行保肝治疗，改善肝脏功能，尽量避免自行使用性兴奋药物。慢性肝炎患者出现性欲减退，多数是心理因素所致，因此要正确面对疾病，克服心理障碍。

44 如何保护家人和朋友免受感染

- 家人：去医院作乙肝相关的检查并注射乙肝疫苗。
- 性伴侣：感染了乙肝后，让他们去医院作乙肝血液检查，如果检查结果显示你的性伴侣没有感染乙肝，他／她应该接种乙肝疫苗。使用避孕套，直到配偶被确定产生了保护性抗体，不会被感染乙肝。
- 所有切割伤口和开放的伤口都需要用绷带包扎。
- 手接触到自己的血液或体液后要洗干净。
- 不要共用牙刷、剃须刀、指甲刀、剪刀、毛巾以及可能接触到感染血液或体液的任何东西。
- 不要帮小孩咀嚼食物。
- 不要捐献血液、血浆、人体器官、组织或精子。
- 多学习有关乙肝的知识，这样你就能根据自己的实际情况作出最好的选择，对你爱的人提供最好的保护。
- 乙肝携带着孕妇要定期检查肝功。
- 分娩的时候尽量缩短产程减少胎儿接触母血的机会。

如果产妇在分娩时把病毒传染给了她的孩子，这个孩子有90% 的可能发展为慢性感染。如果在出生后的 6 小时内及时注射疫苗和乙肝免疫球蛋白，可以使 95% 的婴儿免受慢性乙肝的感染。